脊柱临床查体手册

Physical Examination of the Spine

（原著第 2 版）

原　　著　［美］Todd J. Albert

　　　　　［美］Alexander R. Vaccaro

主　　译　邹海波

译　　者　（按姓氏笔画排序）

　　　　　任大江　孙垂国　杨晋才

　　　　　张忠财　吴继功　余可谊

　　　　　陈　栋　黄　鹏　蒋　毅

主译助理　王宇鸣　刘建伟

西安　北京　广州　上海

图书在版编目（CIP）数据

脊柱临床查体手册：原著第 2 版 /（美）托德·J. 阿尔伯特（Todd J. Albert），（美）亚历山大·R. 瓦卡罗（Alexander R. Vaccaro）著；邹海波主译 . —西安：世界图书出版西安有限公司，2021.1
书名原文：Physical Examination of the Spine(Second Edition)
ISBN 978-7-5192-7923-3

Ⅰ . ①脊… Ⅱ . ①托… ②亚… ③邹… Ⅲ . ①脊柱病—诊断学—手册
Ⅳ . ① R681.504-62

中国版本图书馆 CIP 数据核字（2020）第 247391 号

Copyright © 2017 of the original English language edition by Thieme Medical Publishers, Inc., New York, USA（由美国纽约 Thieme Medical 公司 2017 年英文原版授权）
Original title（原书名）：
Physical Examination of the Spine, 2/e.
By（原著者）Todd J. Albert and Alexander R. Vaccaro

封面图引自原著第 5 页图 1.4

书　　名	**脊柱临床查体手册**（原著第 2 版） JIZHU LINCHUANG CHATI SHOUCE
原　　著	［美］Todd J. Albert, Alexander R. Vaccaro
主　　译	邹海波
责任编辑	杨　莉
装帧设计	绝色设计
出版发行	**世界图书出版西安有限公司**
地　　址	西安市高新区锦业路 1 号都市之门 C 座
邮　　编	710065
电　　话	029-87214941　029-87233647（市场营销部） 029-87234767（总编室）
网　　址	http://www.wpcxa.com
邮　　箱	xast@wpcxa.com
经　　销	新华书店
印　　刷	陕西金和印务有限公司
开　　本	787mm×1092mm　1/16
印　　张	9.75
字　　数	110 千字
版次印次	2021 年 1 月第 1 版　2021 年 1 月第 1 次印刷
版权登记	25-2018-171
国际书号	ISBN 978-7-5192-7923-3
定　　价	108.00 元

医学投稿　xastyx@163.com‖029-87279745　029-87284035
　　　　（如有印装错误，请寄回本公司更换）

致 谢
Acknowledgments and Dedication

非常感谢 Daniel Stein 在《脊柱临床查体手册》第 2 版的出版过程中做出的巨大贡献。他不遗余力地为第 2 版书增加了许多重要的内容。

我们对他的付出表示最诚挚的谢意。

Todd J. Albert, MD

Alexander R. Vaccaro, MD, PhD, MBA

Todd J. Albert, MD

Surgeon-in-Chief

Medical Director

Korein-Wilson Professor of Orthopaedic Surgery

Hospital for Special Surgery

Chairman

Department of Orthopaedic Surgery

Weill Cornell Medical College

New York, New York

Alexander R. Vaccaro, MD, PhD, MBA

Richard H. Rothman Professor and Chairman

Department of Orthopaedic Surgery

Professor of Neurosurgery

Thomas Jefferson University and Hospitals

President

The Rothman Institute

Philadelphia, Pennsylvania

主译简介
Main Translator

邹海波，医学博士，主任医师，副教授。

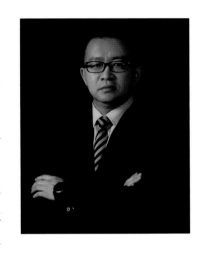

现任中华医学会骨科学分会微创外科学组委员、中国康复医学会骨质疏松预防与康复专业委员会委员、中华中医药学会脊柱微创专家委员会常务委员、北京医学会骨科学分会微创学组委员、中国医师协会骨科医师分会脊柱显微学组委员、中国医师协会内镜医师分会脊柱内镜专业委员会委员、白求恩基金会骨科基层教育委员会常务委员及微创脊柱专业委员会委员、北京中西医结合学会脊柱微创专业委员会常务委员兼秘书长、中国骨科菁英会创始会员、《中国脊柱脊髓杂志》编委、《颈腰痛杂志》编委、北京航空航天大学医工交叉试验班医学导师等。

2009年4月至2010年7月，作为访问学者和 Research Fellow 在美国明尼苏达州双城脊柱中心（Twin Cities Spine Center，TCSC）学习和工作。以中、英文发表学术文章30余篇，获得与脊柱手术相关的发明专利4项，获得多项研究课题，主译 John A. McCulloch 的《脊柱外科微创手术精要》，副主译 Howard S.An 的《脊柱外科精要》，参编脊柱相关专著4部。

译者名单
Translators

主　译

邹海波　中日友好医院骨科　主任医师、副教授

译　者　（按姓氏笔画排序）

王宇鸣　中日友好医院骨科　主治医师

任大江　中国人民解放军总医院第七医学中心骨科　副主任医师

刘建伟　四川省自贡市第三人民医院骨科　主任医师

孙垂国　北京大学第三医院骨科　主任医师、副教授

杨晋才　北京朝阳医院骨科　主任医师、副教授

张忠财　黑龙江省双鸭山市人民医院骨二科　主任医师

吴继功　中国人民解放军战略支援部队特色医学中心脊柱外科
　　　　主任医师、教授

余可谊　北京协和医院骨科　副主任医师、副教授

陈　栋　中日友好医院骨科　主治医师

黄　鹏　中国人民解放军总院骨科　主任医师、教授

蒋　毅　北京市海淀医院（北京大学第三医院海淀院区）微创脊柱科
　　　　主任医师

译者序
Preface

　　详细的病史询问、仔细地查体和恰当的影像学检查是正确诊断脊柱相关疾病的基础和前提，其中"查体"是最能体现医生基本功的一项技能。脊柱相关疾病涉及神经系统、骨骼肌肉系统等多学科的综合知识，要求的知识体系比较庞杂。如何系统、全面地做好一例脊柱疾病患者的查体，从而对复杂的脊柱相关疾病做出正确的诊断和鉴别诊断，除了详细的病史询问和恰当的影像学检查外，还主要取决于医生能否正确地掌握和运用查体的方法和技巧。

　　Todd Albert 和 Alexander Vaccaro 是享誉世界的脊柱外科医生，他们从临床实际出发，结合自己多年的临床教学工作经验，编写了这本《脊柱临床查体手册》。全书条理清晰，内容简洁、连贯，编排有序，理论和实践紧密结合。本书首先对脊柱的基础解剖学和神经病学进行了介绍，随后分章节从颈椎、胸椎和腰椎进行脊柱相关的查体，每一章节遵从望、触、动、量、专有检查等顺序。所有的查体方法都搭配精美的全彩色线条图，易于查阅，非常具有启发性和趣味性，易于理解、便于记忆，给读者提供了极大的便利。

　　本书在翻译过程中，我们坚持"信、达、雅"的翻译原则，力求做到内容严格忠于原著，以不负作者的本意。然而，因水平有限，翻译内容仍可能存在不足之处，敬请读者批评指正。希望本书的出版可以帮助临床医生准确诊断脊柱疾病，以使更多的患者获益。

邹海波

中日友好医院骨科
2020 年 10 月 20 日于北京

郑重声明

本书提供了相关主题准确及权威的信息。由于医学是不断更新并拓展的领域，因此相关实践操作、治疗方法及药物都有可能会改变，建议读者审查相关主题的最新信息，包括产品的制造商、建议剂量、配方、方法和疗程、不良反应及相关措施。作者、编辑、出版者或经销商不对书中的错误或疏漏以及应用其中信息产生的任何后果负责，关于出版物的内容不作任何明确或暗示的保证。作者、编辑、出版者和经销商不承担由本出版物所造成的任何人身或财产损害责任。

序 言

自从《脊柱临床查体手册》第 1 版出版以来，脊柱疾病的诊断技术继续发展，众多辅助诊断技术接连问世，并且日趋智能化。然而，即使最先进的科技手段依然不能替代良好的病史询问和体格检查对我们诊治疾病带来的帮助，这不仅对医学生和临床医生很重要，对物理治疗师和助理医师，以及护士理解患者的病痛也非常有帮助。我们希望本书通过介绍实用、全面的脊柱查体方法，能够帮助以上所有人理解和提高对脊柱疾病的诊断。

病史依然是医生了解疾病的最初手段，并且可以指引医生有针对性地进行体格检查，这对排除非脊柱疾病尤为重要。例如椎管狭窄，当患者直立行走后出现下肢疼痛时，我们可能怀疑是由神经压迫所致的神经性间歇性跛行或血管源性跛行；如果患者在骑车或坐位时不出现疼痛，则很大可能是神经压迫所致的椎管狭窄而不是血管源性跛行；如果患者出现严重的后背疼痛，夜间尤为明显，影响睡眠或者伴有发热、寒战，同时体重进行性下降，则提示感染或恶性肿瘤可能，需要进行针对性的实验室检查或者影像学检查。

本书第 2 版和第 1 版一样，仍按照解剖部位——颈椎、胸椎和腰椎——分章节进行介绍，但增加了大量彩图，可以更清晰准确地将内容展示给读者。另外，我们对第 1 版中的《脊柱畸形》章节进行了补充，而这部分内容在其他类似书籍中很少涉及。我们希望本书能够一如既往地为临床医生和初次学习脊柱疾病的医学生提供帮助。

　　尽管医学技术的发展日新月异，新的医学诊断方法层出不穷，但作为诊断疾病最重要的一环——病史询问和体格检查——仍然是最重要的，希望本书的出版能够为临床医生的日常诊疗工作提供参考，从而为患者提供更高质量的诊疗服务。

Todd J. Albert, MD

Alexander R. Vaccaro, MD, PhD, MBA

目　录
Contents

第一章
基础知识

1

脊柱相关疾病的正确诊断需要全面的病史采集和详细的体格检查，必要时还需要选择恰当的影像学检查进行分析。在脊柱相关疾病的诊断过程中最重要的是排除与之相似的其他疾病，为了达到这一目标，首先要全面了解脊柱与神经的基本解剖。

脊柱的基本解剖

脊柱由33个椎骨组成，分为5个部分，即颈椎（cervical，C）、胸椎（thoracic，T）、腰椎（lumbar，L）、骶椎（sacral，S）和尾椎（图1.1），共包含7个颈椎、12个胸椎、5个腰椎、5个骶骨和4个尾椎。骶椎和尾椎通常分别融合形成骶骨和尾骨。每个节段的椎骨结构相似，但又有各自的特点。典型的椎骨由椎体、棘突、2个横突、2个椎弓根、2个椎弓和椎板组成（图1.2）。

C1和C2是两个例外（图1.3A、B）。第一颈椎（C1）缺乏椎体，又称为寰椎。寰椎与颅骨的枕骨形成寰枕关节，有助于颈部的屈曲和伸展（图1.3C）。第二颈椎（C2），又称为枢椎。C2椎体的上方有一个骨性突起，称为齿突或齿状突，与寰椎相吻合。寰椎和枢椎共同组成寰枢关节，颈椎的旋转主要来自该关节。C2至S1椎体之间通过椎间盘分开，椎间盘为纤维软骨性结构，对机械冲击具有缓冲作用。

脊髓走行于椎孔内，从C1延伸至位于L1和L2之间的末端，即脊髓圆锥（图1.4）。终丝从脊髓圆锥延伸并附着于尾骨。脊髓分为31个节段，每个节段有1对脊神经从脊髓发出。脊神经包含颈脊神经8对，胸脊神经12对，

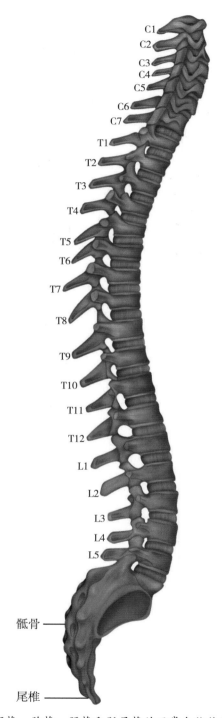

C1
C2
C3
C4
C5
C6
C7
T1
T2
T3
T4
T5
T6
T7
T8
T9
T10
T11
T12
L1
L2
L3
L4
L5

骶骨

尾椎

图 1.1 颈椎、胸椎、腰椎和骶尾椎的正常矢状位骨性结构

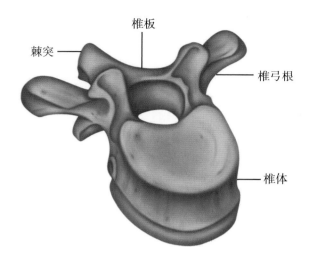

图 1.2 正常椎骨，包括椎体、棘突、椎弓根和椎板

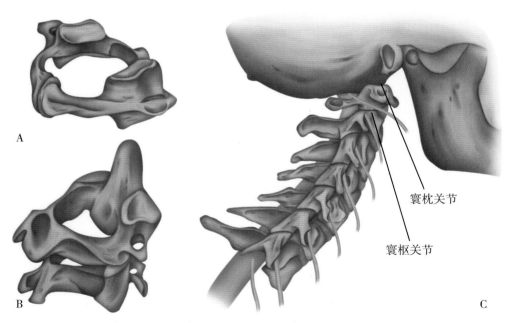

图 1.3 A. C1 椎骨。B. C2 椎骨。注意这两个椎骨之间的差异，C1 形成一个骨环，C2 形成一个与 C1 骨环相连的骨性突起。C. 寰枢椎和寰枕关节对头颈部的旋转、屈曲或伸展具有重要作用

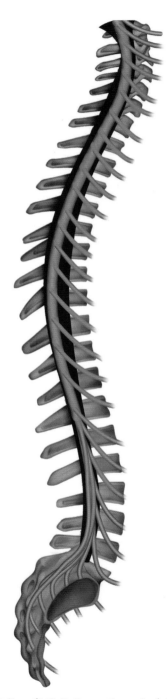

图 1.4 脊柱的神经解剖结构：脊髓位于 C1 至 L1 和（或）L2 之间的骨性管道内。终丝从脊髓圆锥延伸并附着在尾骨上

腰脊神经 5 对，骶脊神经 5 对，以及尾脊神经 1 对。颈髓、胸髓和腰髓的脊神经通过椎间孔发出，骶脊神经构成马尾神经，并通过骶孔发出。

脊髓的神经学基础

脊髓由位于中央的灰质和周围的白质构成，灰质由神经细胞核组成，白质由神经纤维组成。脊髓灰质由脊神经元组成，包含下运动神经元和中间神经元。脊髓白质则由下运动神经元的轴突与传入的感觉神经元轴突组成。白质分为 4 个索，分别为左、右侧索，前索，以及后索。在白质中，上行和下行轴突束被分隔成具有相应功能的传导通路（图 1.5），其中对脊柱相关疾病诊断最有帮助的传导通路是脊髓丘脑侧束、后索和皮质脊髓侧束。

脊髓丘脑侧束传导痛觉和温度觉，该束进入脊髓的水平交叉至对侧，并沿侧索上行至大脑。因此，一侧脊髓丘脑束的损伤将导致对侧的痛觉和温度觉丧失（图 1.6A）。

脊髓后索通路传导振动觉、两点触觉和意识性的本体感觉。脊髓后索传导通路在同侧后索上升，直到脑干交叉。因此，单侧脊髓后索的损伤（图 1.6B）将导致同侧的振动觉、两点触觉和意识性本体感觉丧失。

皮质脊髓侧束传导自主运动功能。该束在侧索中下行，止于灰质中的中间神经元和下运动神经元。皮质脊髓侧束在起始部位即在脑干中交叉，随后在大脑起始侧对侧的脊髓中下行。在脊髓中下行皮质脊髓束与其支配的肌肉位于同侧。因此，单侧的侧索损伤将导致同侧的肌肉功能障碍。

皮质脊髓侧束病变被称为上运动神经元病变，会导致痉挛性瘫痪。上运动神经元在下运动神经元和中间神经元之上的突触可以调节它们的活动。上运动神经元发出的大部分信号都是抑制性的。当上运动神经元的轴突受损时，对下运动神经元的调控被解除，下运动神经元将不受控制地发出冲动，最终导致痉挛性瘫痪。相反，对周围神经的损伤或对下运动神经元细胞体的损伤会导致弛缓性瘫痪。

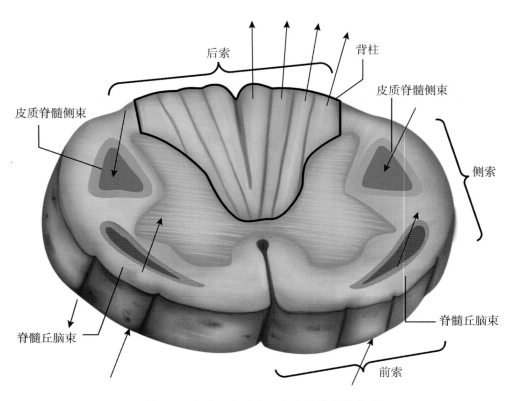

后索

背柱

皮质脊髓侧束

皮质脊髓侧束

侧索

脊髓丘脑束

脊髓丘脑束

前索

图 1.5　白质、灰质及 4 个索的脊髓横截面

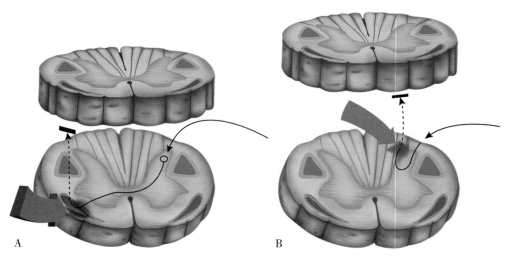

A

B

图 1.6　A. 脊髓丘脑束的脊髓横截面。B. 后索的脊髓横截面

感觉检查

感觉检查分为几种不同的形式，包括温度觉（图 1.7）、两点辨别觉、锐痛觉、钝痛觉和振动觉（图 1.8），以及区分轻触觉和深触觉的能力。在对感觉检查进行分级时，应在身体的两侧连续交替进行每项检查，以便直接比较出一侧的感觉。在测试时应指导被检查者移开目光或闭上眼睛。

锐痛觉

通常使用针进行尖锐觉或锐痛觉的测试。为了准确地进行检查，检查者必须引起被检查者的疼痛感而不是给予压力。要达到这个目的，必须将针用力地压至皮肤上（注意不要刺破皮肤）。被检查者应比较两侧感觉的强度。

温度觉

通常使用冰冷的物体检查温度觉（图 1.7A），例如冰块或酒精垫，但一般用叩诊锤的手柄就足够了。温度觉的检查是通过将冰冷的物体按压到被检查者皮肤上的不同位置来进行测试。记录被检查者感受冷的能力，以及感知其程度变化的能力。

两点辨别觉

测试两点辨别觉时可使用两个尖锐的细小物体（通常是别针）进行检查。将针轻轻地压向皮肤并逐渐靠近，直到被检查者不再感觉到两个单独的接触点。身体的不同部位会产生不同的结果，因此应与对侧相同位置的测试结果进行比较。

锐痛与钝痛觉

必须格外注意被检查者对锐痛和钝痛觉的辨别。可以使用别针的针尖和针帽，将两端分别压向皮肤，并询问被检查者"确定物体是尖锐还是圆钝的"。检查时应指导被检查者移开目光或闭上眼睛。

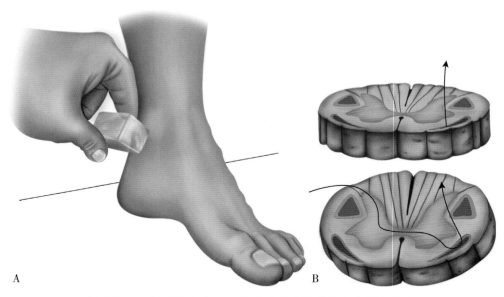

图 1.7 A.温度觉检查。B.温度觉的传导通路在脊髓内交叉

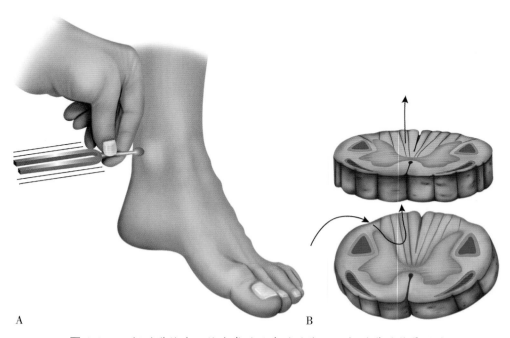

图 1.8 A.振动觉检查，检查脊髓后索的功能。B.振动觉的传导通路

▣ 振动觉

最好通过将音叉的末端置于骨结构上来测试振动觉（图 1.8A）。测试振动觉的常用位置是内踝和外踝，以及桡骨和尺骨的茎突。

▣ 轻触觉与深触觉

触觉检查最好通过将一个细小、圆钝的物体压在皮肤上进行测试（可以使用别针针帽）。指导检查者闭上眼睛，将物体轻轻按压在皮肤上，首先浅压，然后深压，询问被检查者感觉的不同。

肌力检查

每种检查都需要不同的肌力检查技巧，这将在第 2~4 章中讨论。测试的一致性非常重要，同一检查者应该随着时间的推移对被检查者进行多次测试，以保证评估的准确性。重要且关键的一点是，在测试过程中要尽最大的努力发现细微的肌肉无力。

肌力分级

最常用的肌力分级系统包括：

- 0 级（无功能）：完全瘫痪。
- 1 级（微弱）：可触及或可见肌肉收缩，但无关节运动。
- 2 级（较弱）：有完整的关节运动，但不能抵抗重力。
- 3 级（一般）：有完整的关节运动，并能抵抗重力。
- 4 级（较好）：有完整的关节运动，能抵抗重力，并能抵抗部分阻力。
- 5 级（正常）：有完整的关节运动，能抵抗重力和阻力（不会被打断）。
- 半级（例如：--、-、+、++）：有时用于临床交流。

其他肌力分级方法

有时会用到其他肌力分级方法，例如 Frankel 分类法，Bradford 和 McBride 对 Frankel 分类法的细分，美国脊髓损伤协会（American Spinal Injury Association，ASIA）损伤量表，以及本书中未讨论到的其他分类系统。

Frankel 分类法（适用于脊髓损伤）

- Frankel A：无运动、感觉功能。
- Frankel B：无运动功能，感觉功能不完全。
- Frankel C：无效的运动功能，感觉功能不完全。
- Frankel D：有效的运动功能，感觉功能不完全。
- Frankel E：运动、感觉功能正常。

Bradford 和 McBride 对 Frankel D 分类法的细分

- Frankel D1：保留最低功能等级的运动功能，伴或不伴有大便和小便功能障碍，有正常或减弱的直肠、膀胱自主运动功能。
- Frankel D2：保留中等功能等级的运动功能，有正常的自主大便和小便功能。
- Frankel D3：保留高等功能等级的运动功能，有正常的自主大便和小便功能。

美国脊髓损伤协会（ASIA）损伤量表

- A（完全）：在 S4~S5 节段无运动或感觉功能存在。
- B（不完全）：在神经损伤水平以下包括 S4~S5 节段，感觉功能存在，运动功能丧失。
- C（不完全）：在神经损伤水平以下运动功能保留，但大部分关键的肌肉肌力 < 3 级（无效功能）。

- D（不完全）：在神经损伤水平以下运动功能保留，大部分关键的肌肉肌力 ≥ 3 级。

- E（正常）：运动、感觉功能正常。

反射检查

与肌力检查一样，反射检查依赖于分级评分的一致性。因此，在条件允许的情况下，同一检查者应完成所有的检查。如果被检查者的精神集中于反射反应并干扰了检查结果，则检查者可以要求被检查者双手相扣，并让其双手向外拉，使其分心。具体的检查将在后续章节中详述。

反射的分级分类系统

反射的分级分类系统如下：

- 0 级：无反射。

- 1 级：轻微反射。

- 2 级：正常反射。

- 3 级：反射活跃。

- 4 级：反射活跃伴阵挛。

- 半级（例如：--、-、+、++）：有时用于临床交流。

反射反应可能由于年龄不同而存在差异。与普通成年人相比，正常儿童可以按此等级分类为 4 级，正常老年人的反应可能为 1 级。

参考文献

[1] Frankel HL, Hancock GH, Melzak J, et al. The value of postural reduction in the initial management of closed injuries of the spine with paraplegia and tetraplegia. I. Paraplegia, 1969, 73:179-192.

[2] Bradford DS, McBride GG. Surgical management of thoracolumbar spine fractures with incomplete neurologic deficits. Clin Orthop Relat Res, 1987, 218: 201-216.

第二章
颈椎的体格检查

2

颈椎的体格检查 第2章

颈椎检查对于伴有轴性疼痛、手臂疼痛、上下肢神经功能障碍，以及肠道和膀胱功能障碍的患者极为重要。因为上述所有症状都可以源于颈椎的脊髓或神经根的病变。在记录病史时，应当记录这些症状。应仔细排除脊髓病变（脊髓受压的信号或症状），清楚地告知患者脊髓受压的相关风险，如果患者有根性症状（疼痛、感觉改变或神经根分布的力量减弱），检查者应在病史记录和体格检查记录中描述是哪一个神经根受到了影响。最后，需要询问患者一些相关问题来帮助排除肿瘤或者感染 [例如夜间疼痛、发热、寒战（畏寒）、出汗或者无法解释的体重下降]。

体格检查

◼ 视　诊

体格检查自患者进入房间时就开始了。观察患者的表情，注意是否有疼痛、恼怒、生气或者沮丧，分析患者的主诉是否与这些症状的程度一致。如果患者表现出特别保护或夹紧身体的某一部位时，应该重点观察。观察患者如何挪动头部，应注意任何的后凸畸形（驼背）、脊柱侧弯（呈 S 形曲线）、斜颈（颈部扭曲）、高低肩或其他异常。如果患者出现异常姿势，应确定能否自我纠正。应确保记录任何疼痛表现，并尝试推断是否为患者的姿势导致，确定症状与主诉的关系。

通过观察患者脱衣服的动作可以了解更多的信息。如果头部和颈部的活

17

动流畅，应注意观察患者是否存在某些动作受限，将 T 恤从头上拽离，解开纽扣或者弯腰脱鞋袜困难。注意观察患者的动作范围和疼痛次数。患者脱光衣服后，应观察皮肤有无外伤、水疱、伤疤、变色、挫伤、肢体不对称和萎缩。

◼ 触　诊

触诊前应首先检查皮肤的温度变化，用手背比较有症状和无症状区域的发汗情况。温度的显著变化提示检查者应该注意在触诊期间避免引起患者不必要的疼痛。应系统地触诊，先检查骨性结构，后检查软组织。触诊骨性结构时，应注意任何的不对称、错位、肿块、异常的触（压）痛区域。触诊软组织时，应注意皮肤的压痛和紧张程度，肌肉和任何肿块的大小、形状和坚硬程度，以及任何其他不对称性差异。检查者应尝试区分新的与陈旧性软组织异常变化，新的异常一般触觉柔软，而陈旧性异常的触感往往较硬。另外，尤其需要注意周围血管搏动，低血压伴随低脉率可能是脊髓损伤导致的交感神经损伤的结果。

◼ 颈椎前部触诊

进行颈椎前路触诊时的患者体位可选坐位或仰卧位（图 2.1A、B）。体位的选择应取决于患者的舒适度而非检查者的偏好。例如当患者觉得坐位更

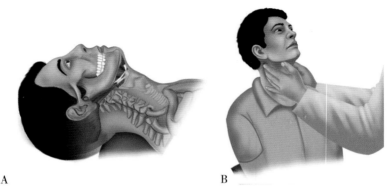

A　　　　　　　　　　　　B

图 2.1　A. 患者仰卧位进行颈椎前路检查。B. 患者坐位进行颈椎前路检查

舒服时，检查者应站在患者前面；如果患者想卧位进行检查，检查者应站在靠近或朝向患者头部的方向。无论患者是坐位还是卧位，检查者都应站在患者一侧，并将一只手放于患者颈下作为支撑，用另一只手触诊。颈椎前路的触诊应从骨性结构和软骨组织开始。需要评估的重要结构包括舌骨、甲状软骨、环状软骨环、气管和颈动脉结节。随后触诊软组织，包括胸锁乳突肌和相关淋巴结（寻找肿大淋巴结）、颈动脉搏动、腮腺和锁骨上窝（图 2.2）。

颈椎前路的骨和软骨触诊

舌 骨

触诊 舌骨呈马蹄状并向脊柱方向开口。检查者将示指和拇指放在颈部两侧进行触诊，在甲状软骨上和下颚的下面可以触及。嘱患者做吞咽动作，当舌骨上抬时可以感觉到（图 2.3）。触诊舌骨时应当小心，因为中等的压

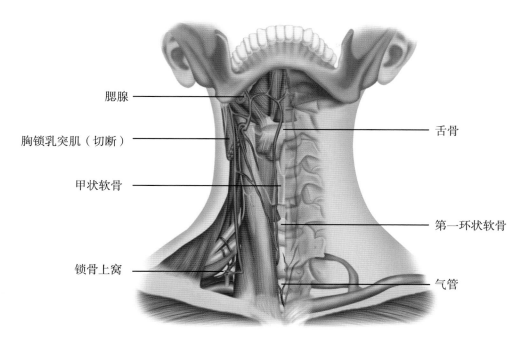

腮腺

胸锁乳突肌（切断）

甲状软骨

锁骨上窝

舌骨

第一环状软骨

气管

图 2.2 颈椎的前视图，左侧的肌肉解剖及右侧的骨骼解剖

力就可能造成舌骨断裂。舌骨位于第三颈椎椎体水平。

甲状软骨和甲状腺

触诊　首先定位甲状软骨。由颈前正中线从上往下触诊，直至感觉到甲状软骨上切迹（图 2.4）。甲状软骨上面的突起通常被称为"亚当的苹果"，它位于第四颈椎椎体水平（图 2.5）。甲状软骨下面的突起位于第五椎体水平（图 2.6）。甲状软骨的后方和侧面是甲状腺，可触诊两侧的甲状腺。

结论　正常的甲状腺应该对称且光滑。如果感觉腺体呈囊肿或结节状，就有必要行进一步的检查以排除甲状腺疾病。

环状软骨

触诊　环状软骨位于甲状软骨的下方（图 2.7）。嘱患者做吞咽动作，

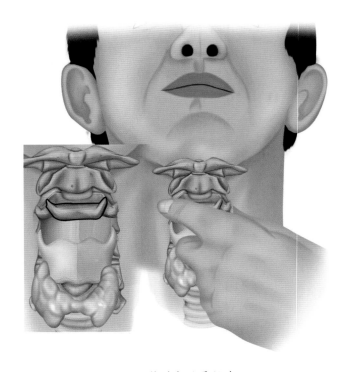

图 2.3　颈椎前部舌骨触诊

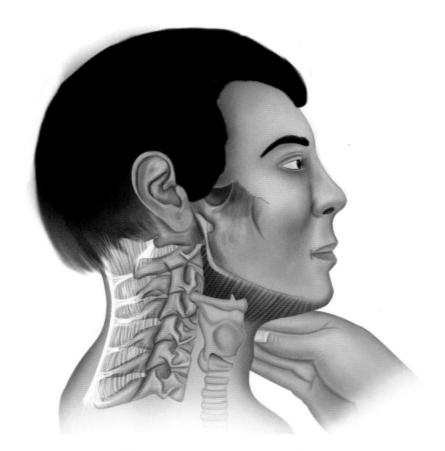

图 2.4　从上颈部开始触诊甲状软骨

会使环状软骨上升，使触诊更加容易。环状软骨位于第六颈椎椎体水平。应轻柔触诊环状软骨，因为用力过大可能导致患者呕吐。

第六颈椎的颈动脉结节

触诊　　从环状软骨往外侧移动时可触及颈动脉结节（图 2.8）。检查者每次应只触诊一侧颈动脉结节，因为同时触诊两侧颈动脉结节可能使两侧颈动脉同时受压，导致患者晕厥（图 2.9）。而且，这种触诊深度可能会使意识清醒的患者感到不适。当进行颈椎前路手术时，对第六颈椎水平进行定位对手术过程很有帮助。

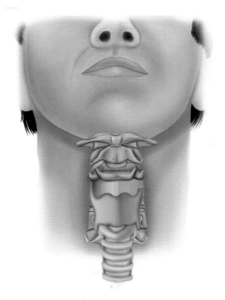

图 2.5　甲状软骨

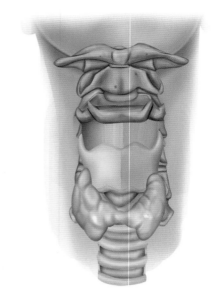

图 2.6　位于甲状软骨外侧和后面的甲状腺

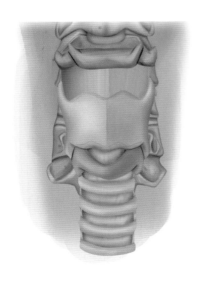

图 2.7　环状软骨位于甲状软骨后面

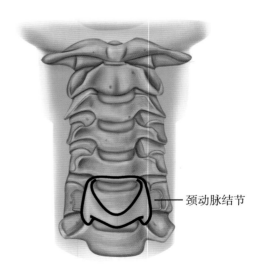

颈动脉结节

图 2.8　侧向移动环状软骨可发现颈动脉结节

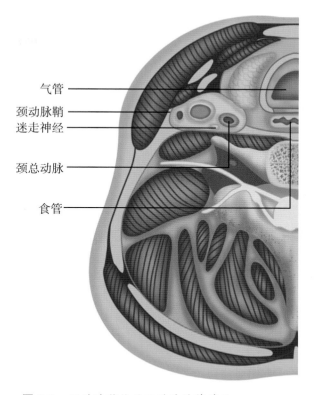

气管

颈动脉鞘

迷走神经

颈总动脉

食管

图 2.9 *颈动脉鞘位于颈动脉结节前面*

气　管

触诊　气管触诊时应评估是否偏离正中线（图 2.10），且须注意任何的异常发现。

颈椎前路软组织触诊

颈动脉搏动

触诊　颈动脉搏动可在环状软骨旁触及，并且邻近颈动脉结节（图 2.11）。检查者每次只能进行一侧搏动的触诊，以避免流向大脑的血流量显著减少。两侧搏动强度应该相同。同时要感觉是否有血肿形成或震颤，可使用听诊器在此处进行听诊。

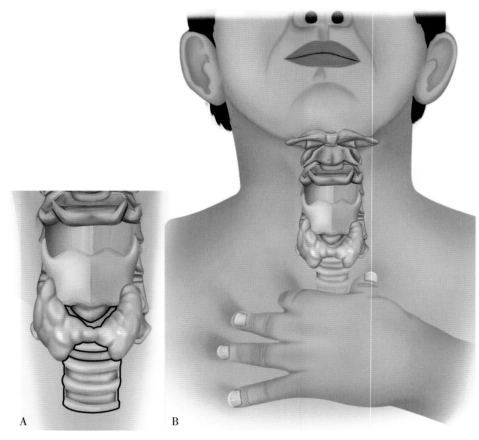

图 2.10　A.气管位于环状软骨和甲状腺下方。B.气管的触诊

锁骨上窝

触诊　锁骨上窝位于锁骨的上方和后方（图 2.12），以及胸骨上切迹外侧。触诊气管时应观察是否有不对称、肿胀或突起。

结论　肿大的淋巴结和颈肋经常在锁骨上窝出现。如果此处发现大的肿块或者不对称，需要行进一步的检查，以排除肿瘤的可能。

胸锁乳突肌和乳突

触诊　在乳突上找到胸锁乳突肌的起点，然后向下，触诊其在锁骨上

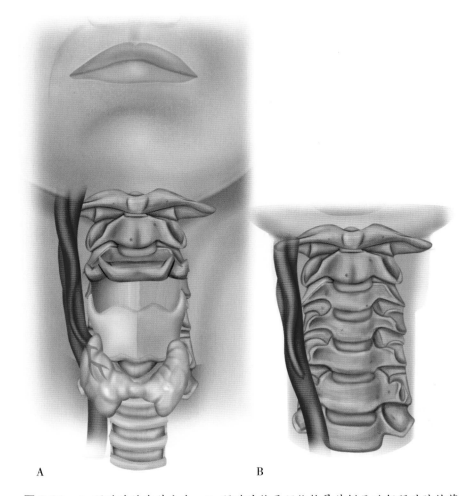

A   B

图 2.11　A. 颈动脉的内外分支。B. 颈动脉位于环状软骨外侧且毗邻颈动脉结节

的附着点。乳突起始于枕骨隆突，沿上项线外侧进行触诊，直至感觉到圆润
处（图 2.13）。如果病情允许，嘱患者向对侧旋转头部，身体同侧弯曲颈部
对抗阻力（图 2.14），这会使胸锁乳突肌突出（图 2.15），此时能触摸到沿
着胸锁乳突肌内侧缘的淋巴结链（图 2.12）。

　　结论　斜颈是由于胸锁乳突肌受损而使头转向一侧。原因包括副神经
损伤、肿胀或者肌肉的保护性痉挛，这种痉挛可能是由颈部过伸性损伤、椎
体疾病或扁桃体感染导致。淋巴结肿大可能是上呼吸道感染的标志之一。

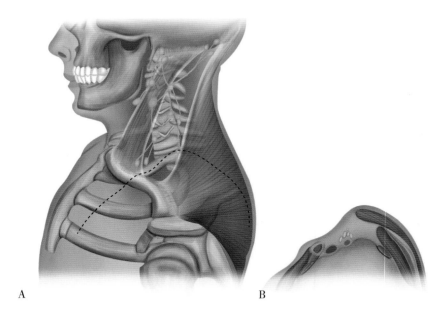

图 2.12 A、B.锁骨上窝的结构组成

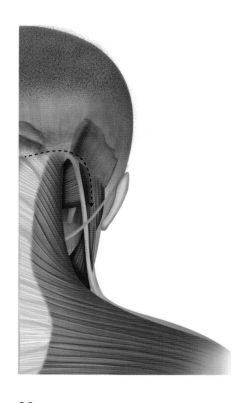

图 2.13 在乳突的起点寻找胸锁乳突肌最简便的方法是从乳突开始，在上项线的侧面触诊，直至找到圆形的突起

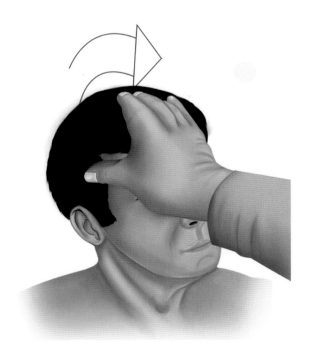

图 2.14　在病情允许的情况下，嘱患者向对侧旋转头部，身体同侧弯曲颈部对抗阻力

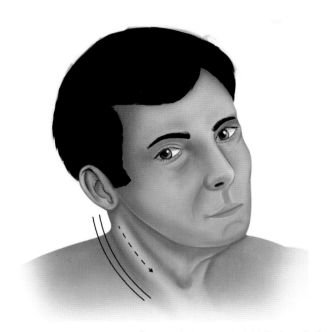

图 2.15　对侧旋转和颈部同侧弯曲时可见胸锁乳突肌突出

- 起点：胸骨头——胸骨柄的前表面；锁骨头——锁骨内侧 1/3 的上表面。
- 止点：乳突的侧面和上顶线的外侧半。
- 神经支配：副神经（第 XI 对脑神经），以及 C2 和 C3 的腹支。

腮　腺

从下颌骨的联合处开始触诊（图 2.16），沿其向后直至下颌角，腮腺位于下颌角的上方。如果腮腺肿胀，下颌角的触感不会很明显。

■ 颈椎后部触诊

与颈椎前部一样，颈椎后部也需要检查。嘱患者坐位或者俯卧于检查台上，进行骨骼和软组织的检查（图 2.17）。如果患者可取坐位，检查者应站在患者身后（图 2.18A）。如果患者俯卧位时感觉更舒服，检查者应位于患

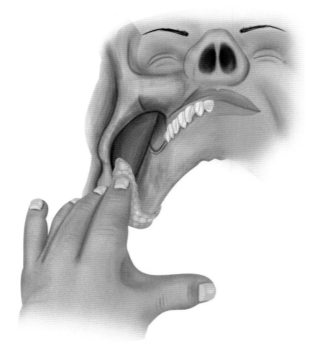

图 2.16　在下颌角触诊腮腺

者头部（图 2.18B）。颈椎后部的骨性结构包括枕骨、枕骨隆突、上项线的枕骨后区域、颈椎棘突和关节面。颈椎后部可以评估的软组织结构包括斜方肌，与之相关的淋巴结，以及枕大神经。

颈椎后部骨组织触诊

枕后区（图 2.19）

触诊　检查者站在患者左侧，用右手拇指和（或）示指感觉颅骨底部的空隙（颅后窝）。沿着颅骨中线向上移动示指直至感觉到骨性突起，即枕骨隆突。从枕骨隆突向两侧移动示指，会感觉到突出的骨脊，即上项线。触诊枕后区时，感受有无触痛、异常肿块和（或）骨性突起。

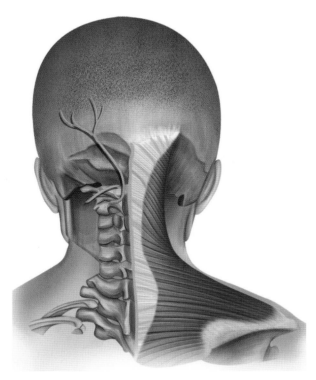

图 2.17　颈椎后面观，左侧为骨和神经的解剖（枕大神经），右侧为肌肉的解剖（斜方肌）

结论 当齿突骨折时，触诊第二颈椎（C2）棘突时会引起触痛。如果有炎症和（或）颈源性疼痛，可在韧带或肌腱的颅后附着点触发痛感。

棘 突

触诊 棘突是脊柱检查中最容易触及的骨性结构。将拇指放在前正中线上且将示指绕到脊椎的后面（图 2.20）。从颅骨底开始，用示指探查至第一个凸起，为第二颈椎（C2）。继续向下探查至第一胸椎（T1）。所有棘突应该位于一条直线上。检查是否存在除了正常颈椎前凸以外的错位或者异常曲线。注意椎旁肌肉有无疼痛、压痛或肿胀。

关节突

触诊 使患者俯卧位或者坐位，身体完全放松，从第二颈椎（C2）的棘突向两侧移动进行触诊，在椎骨之间感受关节突。继续触诊至 C7~T1 关节突，并记录检查中的任何压痛。

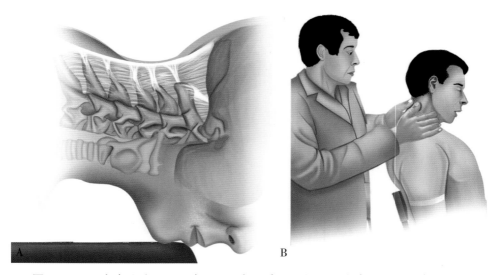

图 2.18 A.患者俯卧位时触诊头颈后部的骨性结构。B.患者坐位时触诊颈椎后部

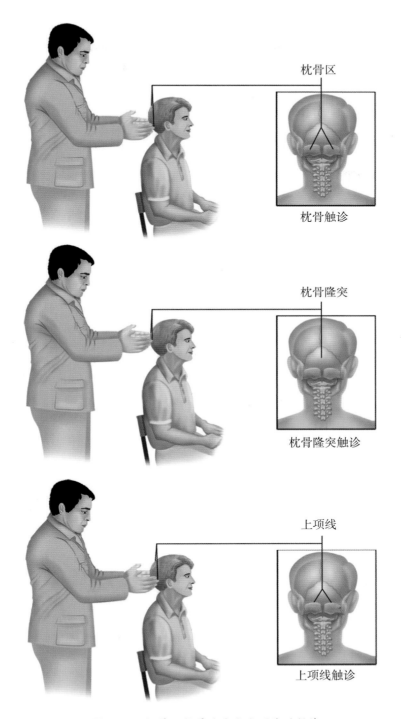

枕骨区

枕骨触诊

枕骨隆突

枕骨隆突触诊

上项线

上项线触诊

图 2.19　枕骨、枕骨隆突和上项线的触诊

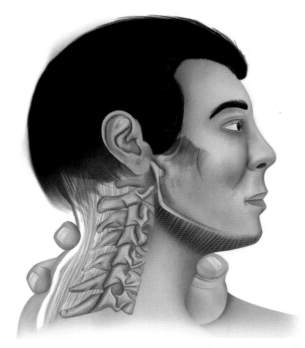

图 2.20　触诊棘突。将拇指放在颈前正中线上，其他 4 指围绕颈部放在脊柱后面

颈椎后部软组织触诊

斜方肌

触诊　触诊斜方肌时，首先从该肌肉双侧上缘起点附近开始（图 2.21）。在枕骨隆突下方，找到该肌肉的外缘，朝向肩峰触诊（图 2.21）。触摸肌肉前面的淋巴结，这个部位的淋巴结链通常仅在病理状态下可触及（传染病、肿瘤或者病毒感染）。触至肩峰时，顺着肌肉的外侧缘，朝向肩胛骨脊柱缘触摸。继续沿着斜方肌在棘突上的起始点向上触诊，直至上项线。

结论　上斜方肌相关的阳性表现通常由屈曲损伤引起，多见于挥鞭伤。斜方肌肩胛骨脊柱缘压痛常提示颈椎屈曲损伤（图 2.23），有时也可能提示肩部疾病。

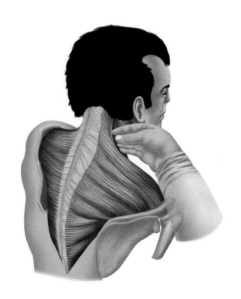

图 2.21 在近斜方肌上缘触诊。可在肌肉前面找到淋巴结

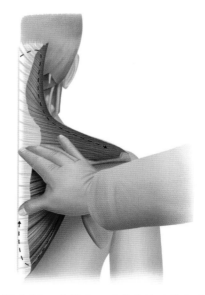

图 2.22 在斜方肌的棘突缘继续触诊

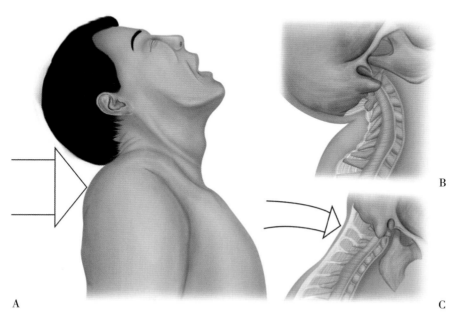

A

B

C

图 2.23 A~C. 上述颈部运动可造成挥鞭伤，这种损伤会导致颈部韧带压痛（C）

- 起点：枕外隆突表面，上项线中 1/3，项韧带，C7~T12 的棘突。
- 止点：锁骨外侧 1/3，肩峰，肩胛骨上缘和肩胛骨脊柱缘中 1/3。
- 神经支配：副神经（第Ⅺ对脑神经），C3 和 C4 神经根的腹支。

枕大神经

`触诊`　从枕骨隆突开始，在两侧触诊枕大神经。枕大神经通常不能触及但是触诊后患者可有明显的感觉。

`结论`　如果枕大神经触诊明显或高度敏感，提示可能存在挥鞭伤导致的炎症。

项韧带

`触诊`　从枕骨隆突中线到第七颈椎（C7）棘突，进行项韧带的触诊（图 2.24）。

`结论`　大范围的压痛可能提示存在挥鞭伤。局部压痛在颈椎病中不常见。

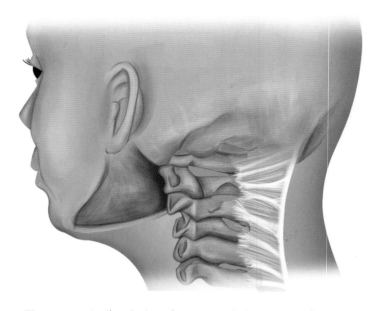

图 2.24　项韧带，起自枕骨隆突，沿中线向下，附着于棘突

颈椎运动试验

■ 主动运动

指导患者在6个方向中的任何一个方向活动头部，当运动诱发疼痛或达到最大极限时停止。主动运动试验的目的是确定运动范围和运动形式。

体位：患者应保持正常的站立位或坐位。检查者从背后或侧面观察患者的运动。

屈　曲

指导患者放松下颌，尽量将下颌向胸骨柄靠近，不要屈曲胸廓（图2.25）。正常情况下下颌应当可以触及胸部。

背　伸

在保持胸椎、腰椎固定的情况下，指导患者将头部尽量后仰（图2.26）。与屈曲运动一样，指导患者放松下颌，张开下颌以减轻颈阔肌的张力。当头部完全伸展时，鼻子和前额应在同一平面上。

左右旋转

指导患者将头部尽可能转向左侧，然后转向右侧（图2.27），注意患者转动的极限。颈部向一侧的正常旋转角度约为80°。此时下颌在肩部以上。旋转范围不对称是正常的，但当因疼痛导致运动受限时具有重要的临床意义。如果其中一种旋转运动引起疼痛，可指导患者以屈曲和背伸的方式反复运动，这有助于在特定的运动过程中脱位及复位关节突关节，以及在背伸运动时复位关节突。

左右侧屈

指导患者在不伴有旋转的情况下左右侧屈颈部，将耳朵贴于肩部（图2.28）。

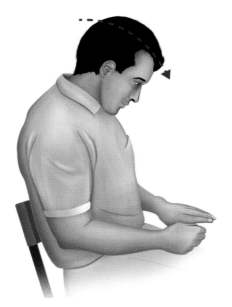

图 2.25　颈部屈曲运动

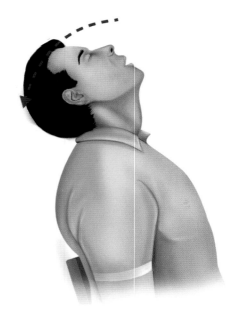

图 2.26　颈部背伸运动

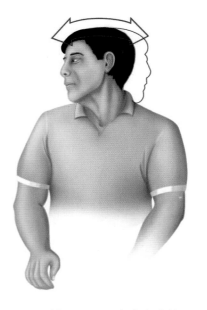

图 2.27　颈部左右旋转

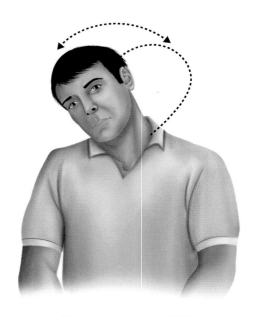

图 2.28　颈部左右侧屈

■ 被动运动

在进行被动运动检查时，应注意被动运动和主动运动在灵活性和运动范围上的差异。被动运动通常不会引起过多的疼痛，因此运动范围可以更大。同时，确定运动快结束时是否感觉稳固、松弛或僵硬。对于近期有创伤史的患者，进行被动运动前应先明确颈椎是否存在骨折或严重韧带损伤，如果存在损伤则不能做被动运动。

• 体位：患者应保持正常的站立位或坐位，检查者从背后或侧面观察患者的运动。

背 伸

在对颈椎进行被动背伸运动前，首先让患者打开和放松下颌。检查者站在患者身侧，将右前臂绕过患者的肩膀，右手放在患者的肩部外侧，这样可以保持患者的身体稳定，不会在颈部做背伸运动时导致胸椎背伸。然后，检查者将左手指尖放在患者的额头上，小心地将其头后仰至颈部完全背伸（图 2.29）。

左右旋转

测试颈部向左侧的被动旋转时，检查者应站在患者的右后方。检查者先用左手环抱住患者的前额，将肘部放在其肩膀上以保持稳定；然后用右手托住患者的头后部，将肘部放在患者右肩上以防止其身体转动；最后用双手慢慢旋转患者的头部。采用同样的方法测试颈部右侧的被动旋转（图 2.30）。

左右侧屈

测试颈部向左侧侧屈时，检查者应站在患者的后侧。检查者先将左臂放在患者的左肩上，用右臂控制住患者的头，将肘部放在患者的肩后部；然后用右臂把脖子屈向左侧。检查过程中务必固定住患者的身体，使身体移动最小化（图 2.31）。

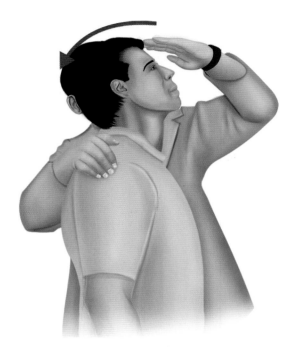

图 2.29　被动背伸运动

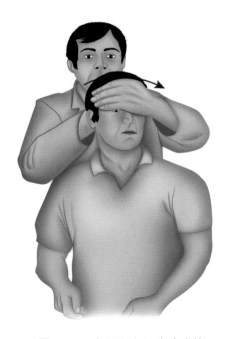

图 2.30　左侧和右侧被动旋转

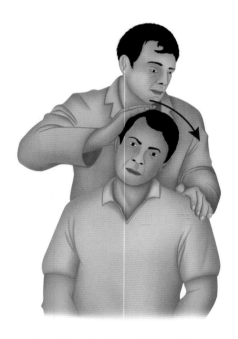

图 2.31　左侧和右侧被动屈曲

阻抗试验

　　屈曲、背伸、旋转和侧屈运动的阻抗试验可用来确定 C1 或 C2 神经根是否存在病变，如果存在病变，可能导致肌力下降。

- 体位：患者保持正常的站立位或坐位。

▪ 屈　曲

　　检查者对患者的颈部做屈曲阻抗运动检查时，应站在患者的一侧（图 2.32）。检查者先将一只手放在其前额，另一只手放在其颈后部；然后让患者收回下颌，将前额推至手中以屈曲颈部，抵抗这种运动。

- 主要屈肌
  - 胸锁乳突肌

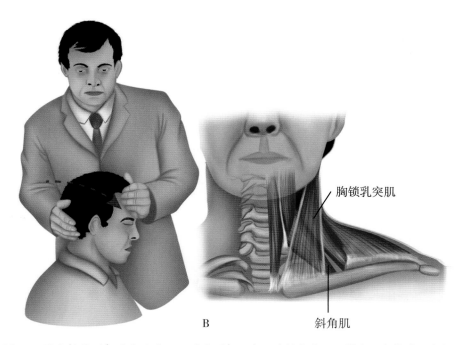

A　　　　　　　　　　　　　B　　　　　　　　　　胸锁乳突肌

斜角肌

图 2.32　A.适当抵抗颈部屈曲运动。B.屈曲颈部肌肉：胸锁乳突肌、斜角肌和椎前肌肉组织

- 次要屈肌
  - 斜角肌
  - 椎前肌

■ 背　伸

　　检查者对患者进行颈部背伸抵抗试验时，应站在患者的一侧。检查者先将一只手掌放在患者的胸部（图2.33），另一手臂的肘部放在患者的后胸椎上，手放在患者脑后；然后指导患者将头部向后推到检查者手上；最后用相同和相反的力量来抵抗这种运动。

- 主要伸肌
  - 头夹肌
  - 头半棘肌
  - 斜方肌
- 次要伸肌
  - 颈内在肌

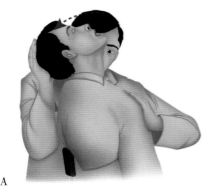
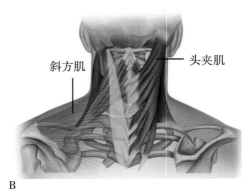

斜方肌　　头夹肌

A　　　　　　　　　　　　　　　B

图 2.33　A.适当抵抗颈部背伸运动。B.颈部背伸肌肉：头夹肌、头半棘肌和斜方肌

左右旋转

检查者在对患者进行旋转抵抗试验时，应站在患者的后面（图 2.34）。进行左侧旋转试验时，检查者先将左肘放在患者的左肩，左手放在患者的前额，右肘放在患者的右肩后部，右手放在患者的脑后部；然后指导患者将头转向左侧，进行抵抗运动。用同样的方法进行右侧旋转试验。

- 主要回旋肌
  - 胸锁乳突肌
- 次要回旋肌
  - 颈内在肌

左右侧屈

检查者对患者进行左侧屈曲抵抗试验时，应站在患者的左侧后方（图 2.35）。

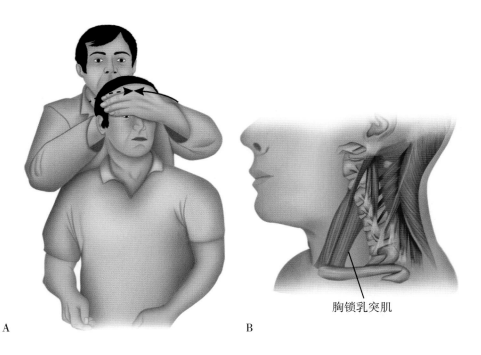

A   B

图 2.34 A. 抵抗左右旋转运动。B. 左右旋转肌肉：胸锁乳突肌和颈内在肌

胸锁乳突肌

检查者先将左肘放在患者的左肩上，左手掌放在患者的头部，即耳朵上方，右手抓住患者的右肩；然后指导患者将颈部向左侧屈曲，进行抵抗运动。用同样的方法进行右侧屈曲试验。

- 主要侧屈肌
  - 前斜角肌、中斜角肌和后斜角肌
- 次要侧屈肌
  - 颈内在肌

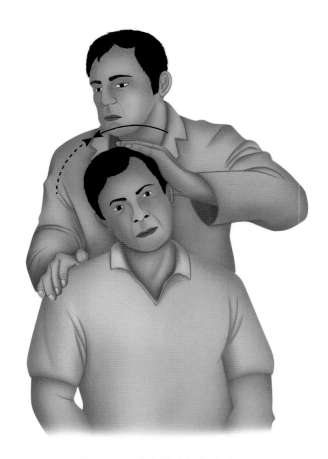

图 2.35　左右侧屈抵抗试验

神经功能检查

C2~C4

临床上很难检查 C1~C4 的神经根功能，这些神经根受损通常会引发严重的症状。膈肌由 C3~C5 神经根支配，主要来源于 C4 神经根。该节段或以上脊髓的损伤将导致吸气功能丧失，引发明显的呼吸困难，常常需要机械辅助通气。

C2~C4 的运动功能

双侧抗阻抬肩

患者可取站立位或坐位完成双侧抬肩动作（图 2.36）。检查者站在患者身后，嘱其尽可能地双侧向上耸肩，将双手放在其肩部并下压。当 C2~C4 的神经功能完好时，下压动作将难以完成。检查发现肌力下降提示存在严重的病理性损伤。应记录所有的肌力不对称和高度不一致。另外，副神经也参与了耸肩动作。

- 参与抬肩的主要肌肉
  - 斜方肌：副神经
  - 肩胛提肌：C3 和 C4，有时 C5 也参与
- 参与抬肩的次要肌肉
  - 大菱形肌
  - 小菱形肌

C2~C4 的感觉功能

C2~C4 参与枕部和颈部的皮节感觉支配（图 2.37、2.38）。因为这些神经缺少明确的肌节，诊断上颈椎神经根病时通常使用针轮器详细检查这些皮

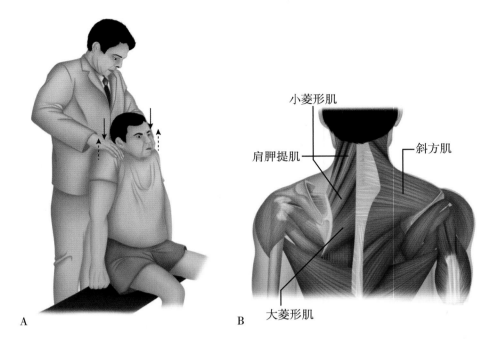

图 2.36 A. 抗阻抬肩。B. 参与抬肩的肌肉：斜方肌（第 XI 对脑神经或副神经）、肩胛提肌、大菱形肌和小菱形肌

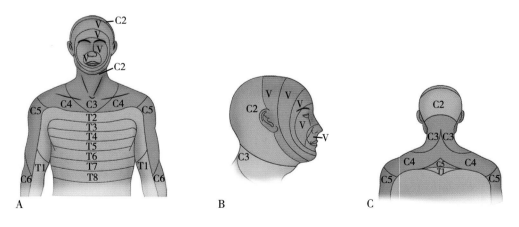

图 2.37 A. 颈椎和上胸椎感觉的皮节支配区。B. 头颅的感觉支配来自 C2、C3 和第 X 对脑神经。C. 头部和上肢肩胛带的感觉支配神经

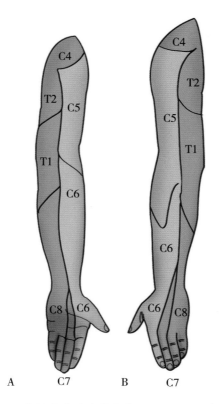

图 2.38　A. C2~T4 腹侧感觉的皮节分布。B. C4~T2 背侧感觉的皮节分布

节支配区的异常。下颈椎神经的皮节感觉支配如图所示，显示了具有清晰边界的皮节支配带。

C5

C5 的运动功能

C5 神经根的最佳检查方法是测试三角肌的功能。三角肌几乎全部由 C5 神经根支配，而肱二头肌则由 C5 和 C6 神经根共同支配。

肩关节外展（C5）

患者可以取站立位或坐位来完成肩关节的外展运动。检查时嘱患者先将上肢沿身体两侧自然下垂。检查左侧肩关节时，检查者站在患者的左侧；先将左手置于患者的上臂远端，右手放在其臀部或肩部，使患者的身体保持稳定；然后指导患者外展上肢，同时给予对抗。用同样的方法检查右侧肩关节。两侧也可以同时检查，以对左右侧进行良好的对比（图 2.39）。

- 主要外展肌（图 2.40）
  - 三角肌：腋神经（C5，C6）
  - 冈上肌：肩胛上神经（C5，C6）
- 次要外展肌
  - 前锯肌

肩关节屈曲（C5，C6）

检查肩关节的屈曲功能时，检查者应站在患者身后。检查者先将一只手放在患者的肩部，另一只手握住患者的肱二头肌（图 2.41）；然后指导患者屈曲肘关节至 90°，并屈曲肩关节带动上臂向前，同时给予对抗。

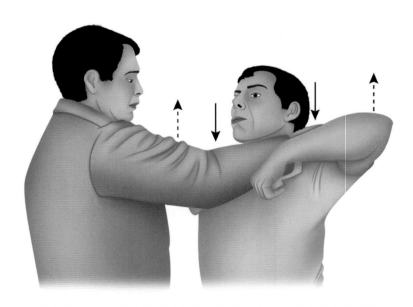

图 2.39　双侧肩关节同时外展以检查三角肌、冈上肌和前锯肌

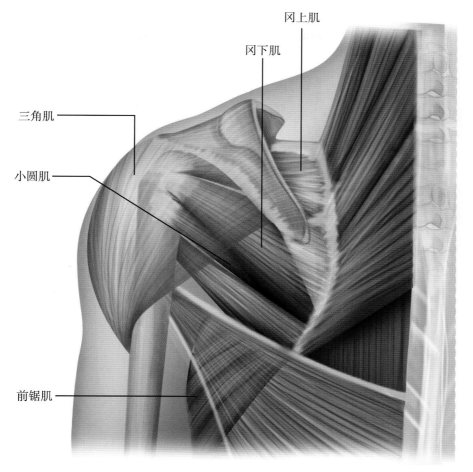

图 2.40 参与肩关节外展（冈上肌、三角肌和前锯肌）和外旋（冈下肌、小圆肌和三角肌）的肌肉

- 参与肩关节屈曲的主要肌肉
  - 三角肌：腋神经（C5）
  - 喙肱肌：肌皮神经（C5，C6）
- 参与肩关节屈曲的次要肌肉
  - 胸大肌
  - 肱二头肌

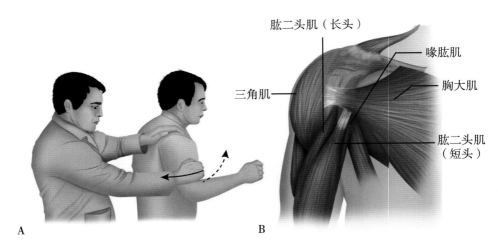

图 2.41 A.肩关节屈曲。B.参与肩关节屈曲的肌肉：三角肌、喙肱肌、胸大肌和肱二头肌

肩关节外旋（C5，C6）

检查肩关节的外旋功能时，检查者与患者面对面站立，患者双上臂沿身体两侧自然下垂，并屈肘90°（图2.42）。嘱患者尽力外旋双手并给予抵抗。

- 参与肩关节外旋的主要肌肉
  - 冈下肌：肩胛上神经（C5，C6）
  - 小圆肌：腋神经（C5）
- 参与肩关节外旋的次要肌肉
  - 三角肌

肩关节内旋（C5，C6）

通过与肩关节外旋类似的方式抵抗肩关节的内旋运动，检查肩关节的内旋功能（图2.43）。因为C6~C8和T1神经的参与，内旋功能检查不像肩关节屈曲、后伸和外展运动检查时那样精确。

- 参与肩关节内旋的主要肌肉（C5，C6）
  - 肩胛下肌：肩胛下神经（C5，C6）
  - 胸大肌：C5，C6，C7，C8，T1

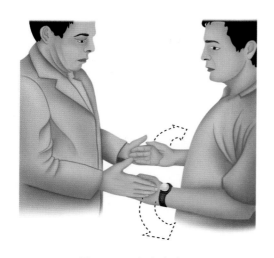

图 2.42 肩关节外旋

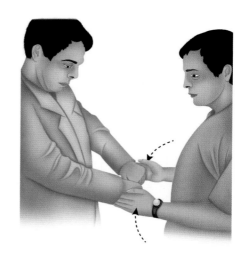

图 2.43 肩关节内旋

    – 背阔肌：胸背神经

    – 大圆肌：肩胛下神经（C5，C6）

• 参与肩关节内旋的次要肌肉

    – 三角肌

肘关节屈曲（C5，C6）

    检查肘关节屈曲功能时，患者取站立位或坐位，检查者站在患者面前，一只手放在患者的肘关节位置，另一只手握住患者的腕关节。检查过程中须固定患者的肘关节，指导患者肘关节屈曲达90°时进一步屈肘；当上臂屈曲时，上臂和前臂达到约45°角时增加对抗阻力，并将阻力达到最大；应注意确保腕关节旋后以检查C5的肌力（图2.44、2.45）。存在C5肌无力的患者将无意识地内旋腕关节使手掌向下，应用C6支配的肌肉来对抗阻力。

• 参与肘关节屈曲的主要肌肉

    – 肱肌：肌皮神经（C5，C6）

    – 肱二头肌：肌皮神经（C5，C6）

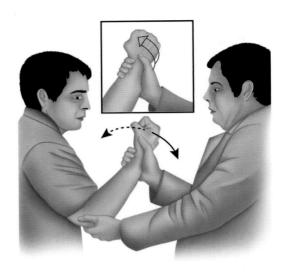

图 2.44　肘关节屈曲。注意应在抵抗旋前（如局部图）
的前提下保证单纯检测肱二头肌的功能（C5）

- 参与肘关节屈曲的次要肌肉
  - 肱桡肌
  - 旋后肌

C5 的感觉功能

根据 C5 神经根参与腋神经的感觉支配区域来检查，其支配上臂外侧区域的感觉（图 2.38）。

肱二头肌反射（C5）

患者取站立位或坐位，嘱左前臂屈曲 90° 并放松，检查者面对患者并站在其左侧。患者的左前臂放松，放置在检查者的左前臂上，检查者的左手握住患者的左肘关节，大拇指放在肱二头肌肌腱上；然后使用叩诊锤叩击肌腱上的拇指，观察肱二头肌肌腱的收缩（图 2.46）。

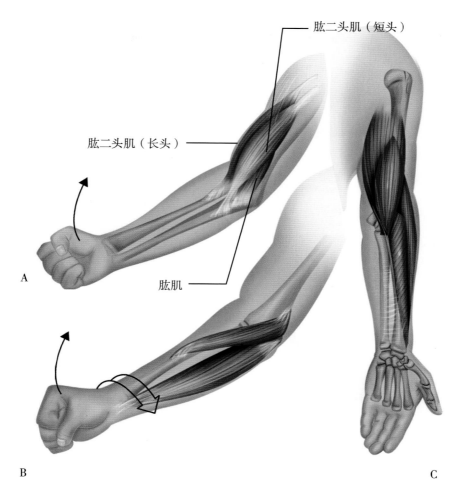

肱二头肌（短头）

肱二头肌（长头）

肱肌

A

B

C

图 2.45 A.单纯肱二头肌肌力测试。B.在屈肘时，腕关节旋前可导致旋前肌协同前臂肌肉运动。C.腕关节及前臂旋后时肱二头肌和前臂肌肉群的韧带起止和排列

C6

C6 的运动功能

可供检查的 C6 神经根支配的肌肉同时也部分接受其他神经根的支配，因此 C6 神经根的运动功能很难检查，因为 C6 神经根较大程度地参与了腕关节背侧肌群，所以可以联合肱二头肌检查作为检查 C6 运动功能的指标（图 2.47 ）。

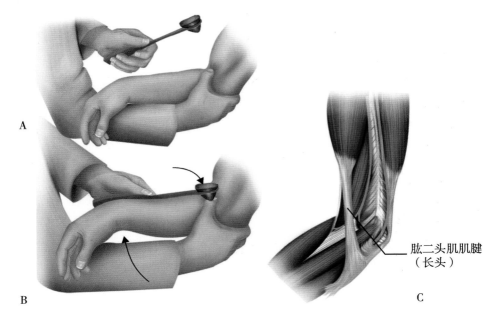

图 2.46 A. 肱二头肌肌腱反射检查体位，检查者的拇指应覆盖肱二头肌肌腱。B. 肱二头肌反射表现为轻度的肘关节屈曲。C. 肱二头肌肌腱止点

肱二头肌肌腱（长头）

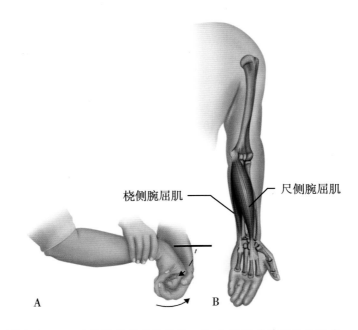

桡侧腕屈肌

尺侧腕屈肌

图 2.47 A. 对抗腕关节屈曲运动。B. 支配腕关节屈曲的肌肉

肘关节屈曲（C5，C6）

参考 C5 的运动功能检查方法。

腕关节背伸（C6）

检查腕关节背伸功能时，患者取站立位，双上肢沿身体两侧自然下垂并放松，检查者站在患者左侧。检查者先用一只手握住患者的肘关节近端，另一只手放在患者的手背上；然后指导患者背伸腕关节抗阻（图 2.48），也可以让患者背伸腕关节并给予压力将其转为屈曲（图 2.49）。完全抗阻的肌力是 5/5。

- 参与腕关节背伸的主要肌肉
  - 桡侧腕长伸肌：桡神经（C5，C6）
  - 桡侧腕短伸肌：桡神经（C5，C6）
  - 尺侧腕伸肌：桡神经（C6）

C6 的感觉功能

通过检查肌皮神经的感觉支配区来检查 C6 神经根的感觉功能，其支配前臂外侧、拇指、示指及中指的桡侧半区域（图 2.38）。

肱桡肌反射（C6）

检查肱桡肌反射时，患者取站立位或坐位，前臂屈曲 90° 并放松，检查者面对患者站在其右侧。检查者先将患者的前臂松弛地放置在检查者的右前臂上，检查左侧肱桡肌反射；然后右手握住患者的肱三头肌，用叩诊锤叩击桡骨中段的肱桡肌腱腹结合部，引发抽动（图 2.50）。采用同样的方法检查右侧肱桡肌反射。

■ C7

C7 的运动功能

通过测试肱三头肌肌力和屈腕运动来检查 C7 的运动功能。测试肱三头肌的功能时，检查者先握住患者的上臂，在肘关节屈曲位时，患者再努力推开检查者。腕关节屈曲位时努力伸腕也可以检查 C7 的运动功能。

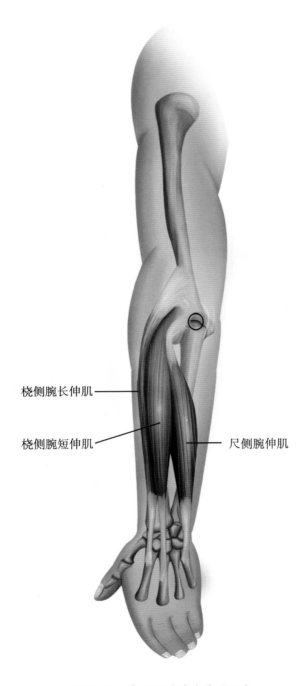

桡侧腕长伸肌————

桡侧腕短伸肌——

尺侧腕伸肌

图 2.48　参与腕关节背伸的肌肉

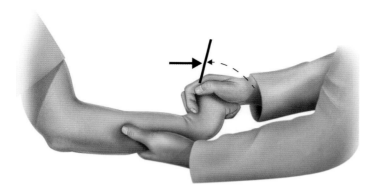

图 2.49 交替进行腕关节伸直试验。嘱患者背伸腕关节，检查者努力对抗并试图屈腕

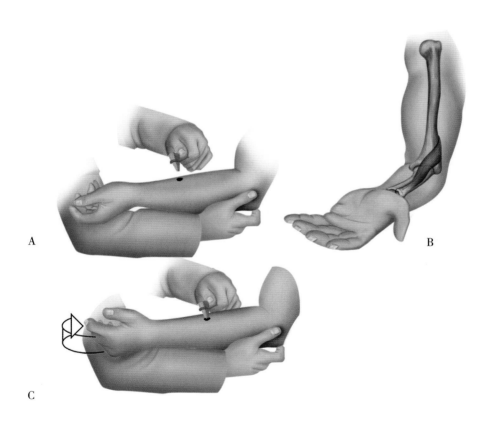

图 2.50 A. 用叩诊锤检查肱桡肌反射时的敲击点。B. 肱桡肌。C. 腕关节背伸形成的反射弧

肩关节内收

检查肩关节的内收功能时，患者取坐位或站立位，上肢垂于身体两侧。检查者先将手放在患者的髋部或肩部稳定住身体（图 2.51），另一只手握住患者的肘部。检查者尽力对抗的同时，指导患者将上肢靠近躯干。

- 参与肩关节内收的主要肌肉
  - 胸大肌（C5，C6，C7，C8，T1）
  - 背阔肌：胸背神经（C6，C7，C8）
- 参与肩关节内收的次要肌肉
  - 大圆肌
  - 三角肌

肘关节伸直

嘱患者取站立位或坐位，检查者面对患者站立。检查者用一只手握住患者的肘部，另一只手握住患者的腕关节（图 2.52），检查过程中用握住肘部的手来固定患者的上臂；在患者肘关节充分屈曲的状态下，嘱其伸直前臂；在肘关节伸直过程中，逐渐增大抵抗力（阻力），在前臂和上臂达 60° 角时阻力达最大。

- 参与肘关节伸直的主要肌肉
  - 肱三头肌：桡神经（C7）
- 参与肘关节伸直的次要肌肉
  - 肘肌

腕关节屈曲

检查腕关节屈曲功能时，嘱患者握拳，检查者从掌侧握住患者的手来检查屈腕功能，另一只手握住腕关节的背面（图 2.47）。检查者在努力将腕关节伸直的同时嘱患者屈曲腕关节。

- 参与腕关节屈曲的主要肌肉

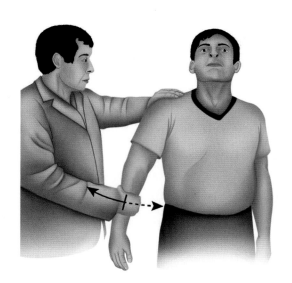

图 2.51　肩关节内收

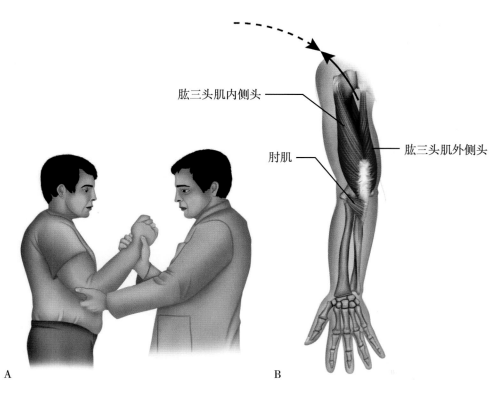

图 2.52　A. 测试肱三头肌的功能（C7）。B. 肱三头肌的起止

- 桡侧腕屈肌：正中神经（C7）

- 尺侧腕屈肌：尺神经（C8）

C7 的感觉功能

C7 主要支配中指的感觉。有时 C6 和 C8 也参与该感觉区的支配（图 2.38）。

肱三头肌反射（C7）

检查肱三头肌反射时，检查者站在患者对面。检查者先用手握住患者上臂内侧，嘱其完全放松上臂；然后用叩诊锤叩击行经尺骨鹰嘴近端即鹰嘴窝处的肱三头肌肌腱来引发反射（图 2.53）。

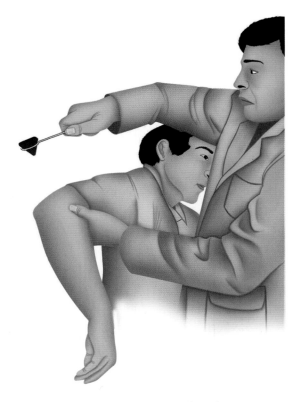

图 2.53 肱三头肌反射检查

⬛ C8

C8 的运动功能

检查 C8 运动功能最好的方法是测试指关节屈曲和拇指内收。

指关节屈曲（C8）

检查指关节屈曲功能时，嘱患者握拳。检查者用一只手握住患者的腕关节和前臂，另一只手屈指勾住患者的手指并尽力将其伸直来检查屈指功能(图2.54)。

- 参与指关节屈曲的主要肌肉
  - 指深屈肌：尺神经和正中神经的骨间前神经分支（C8，T1）
  - 指浅屈肌：正中神经（C7，C8，T1）

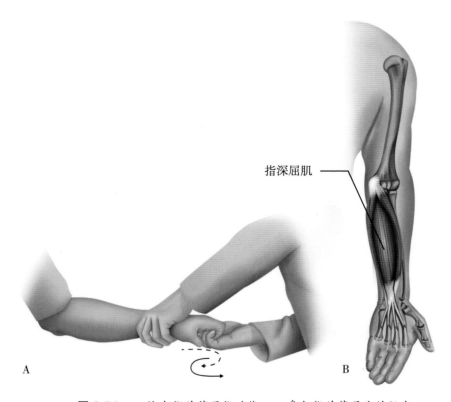

指深屈肌

A　　　　　　　　　　　　　　　　　　　　　B

图 2.54　A. 检查指关节屈指功能。B. 参与指关节屈曲的肌肉

拇指内收

检查拇指的内收功能时，嘱患者掌心朝上。检查者握住患者的手和腕关节尺侧来固定腕关节，在外展位置上握住患者的拇指并嘱其抗阻内收拇指（图 2.55）。

- 参与拇指内收的主要肌肉
  - 拇内收肌：尺神经（C8）

C8 的感觉功能

C8 神经根支配前臂远端尺侧、环指和小指的皮肤感觉（图 2.38）。

T1

T1 的运动功能

T1 运动功能最好的检查方法是测试手指的内收和外展。

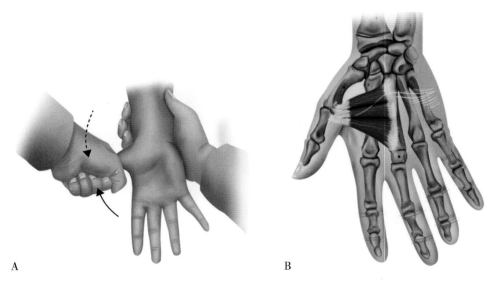

A   B

图 2.55　A. 检查拇指内收功能。B. 参与拇指内收的肌肉：拇内收肌

小指内收

测试小指内收功能时，先嘱患者外展小指；然后检查者用一只手握住患者的腕部，另一只手的示指勾住患者外展的小指（图 2.56）；最后嘱其抗阻内收小指。

- 参与小指内收的主要肌肉
  - 骨间掌侧肌：尺神经（C8，T1）

手指外展

检查手指的外展功能时，检查者应握住患者的腕部，嘱患者伸展并分开手指，检查者尝试成对地内收手指。首先内收示指和中指，然后是中指和环指，最后是环指和小指。

- 参与手指外展的主要肌肉（图 2.57）
  - 骨间背侧肌：尺神经（C8，T1；图 2.58）
  - 小指展肌：尺神经（C8，T1；图 2.59）

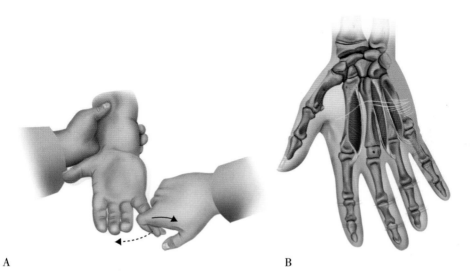

A   B

图 2.56　A. 检查小指内收功能。B. 支配小指内收的肌肉：骨间掌侧肌

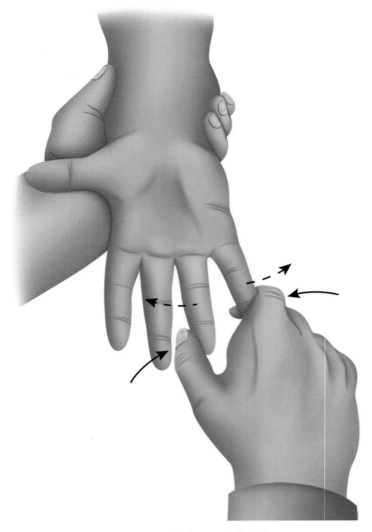

图 2.57 检查手指的外展功能

T1 的感觉功能

T1 神经根的感觉支配通过其参与构成的臂内侧皮神经来检查，支配前臂近端和上臂远端内侧的感觉。

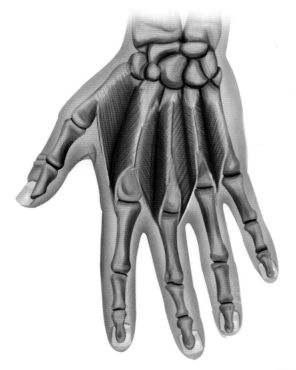

图 2.58　参与手指外展的肌肉：骨间背侧肌

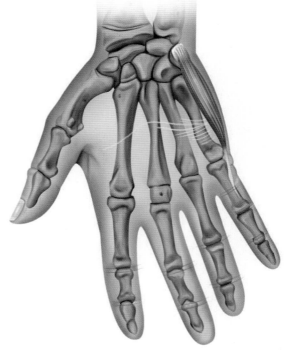

图 2.59　小指展肌

63

特殊检查

▣ 刺激试验

椎间孔压迫试验 [左侧和右侧；改良的椎间孔挤压试验（Spurling 征）]

行椎间孔压迫试验时，患者取坐位，检查者站在患者后方。检查者将一只手置于患者耳上的头部，另一只手扶住患者的肩部进行反向支撑，使其头部轻微旋转和向一侧侧弯，同时对头部施加轴向压力（图 2.60）。一旦头部置于正确的位置，就会增加短暂的轴向压力。阳性结果是神经根受压，提示椎间孔狭窄。

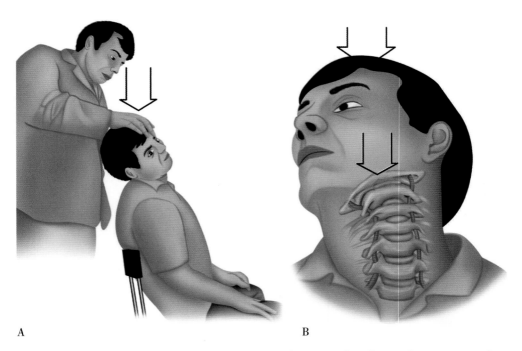

A   B

图 2.60 A. 改良的椎间孔挤压试验（Spurling 征）。B. 改良的椎间孔挤压试验时的神经根孔受压机制

Lhermitte（莱尔米）征

Lhermitte 征通常发生于患者向前低头时，上肢和（或）下肢出现放电样感觉。测试时，让患者向前低头，确定其上肢和（或）下肢是否出现放电样感觉（图 2.61）。Lhermitte 征阳性通常提示有来自前方的压迫，屈曲时症状加重是脊髓病变的体征。

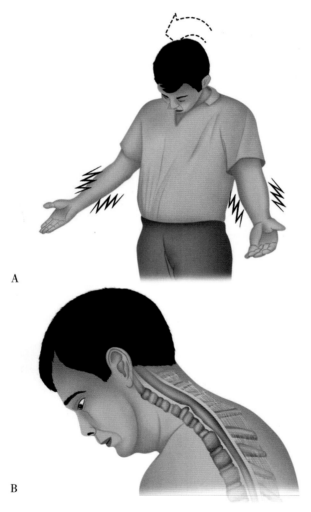

图 2.61　A. Lhermitte 征：屈曲颈部，导致脊髓受压。B. 脊髓受压机制

65

轴向分离试验

轴向分离试验可以判断治疗方法是否恰当和颈部牵引的效果。检查时，患者取坐位，检查者站在患者左侧。检查者用右手扶住患者的枕部下方，左手放在其下颌下方；然后进行头部中立位的轻度屈伸运动（图 2.62）。

Valsalva（瓦尔萨尔瓦）试验

Valsalva 试验用于检查脊髓占位性病变（图 2.63）。检查时，嘱患者屏住呼吸，同时尽力做增加腹压的动作，此时如果产生疼痛、原有的疼痛症状

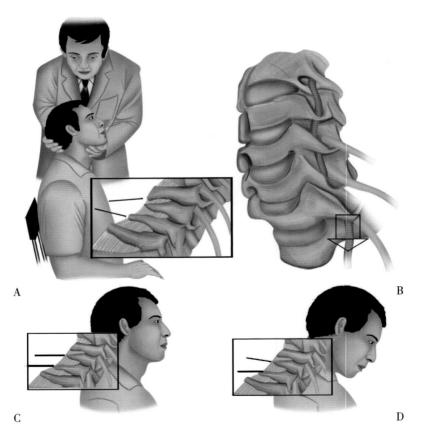

A B C D

图 2.62 A. 轴向分离试验。B. 轴向分离试验的机制。C. 轴向分离试验中的伸开效应。D. 轴向分离试验中的屈曲效应

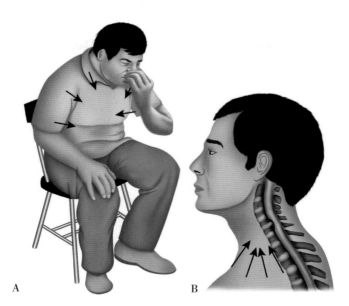

图 2.63　A. Valsalva 试验。B. Valsalva 试验时腹内压增加导致脊髓过度激惹或出现其他症状，原有的脊髓损伤症状加重

加重或出现其他症状，即为试验阳性。标记疼痛的皮肤感觉点，以此确定病变的脊髓节段。此试验阳性通常是由椎间盘突出或肿瘤所致。

血管检查

改良的 DeKleyn 和 Nieuwenhuyse 试验

检查时，患者取仰卧位，将头置于检查床边。检查者的两手扶住患者头部，每次被动活动 2min，然后恢复中立位，两次活动之间至少间隔 1min（图 2.64）。分别对头部进行以下运动：后伸、旋转（向左和向右），旋转、后伸和同向侧弯（图 2.65），屈曲、旋转和反向侧弯。如果症状被诱发并持续 15s 以上，则停止检查。如果检查引发新的症状或患者主诉症状诱发，则为阳性（图 2.66）。只要某一体位下出现阳性结果，就应终止检查其他体位。

如果患者有眩晕症状，则应先排除前庭功能障碍，并考虑是否为椎基底

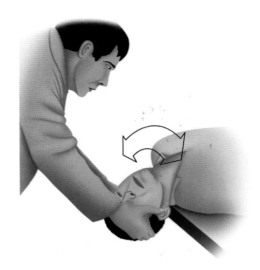

图 2.64　改良的 DeKleyn 和 Nieuwenhuyse
试验

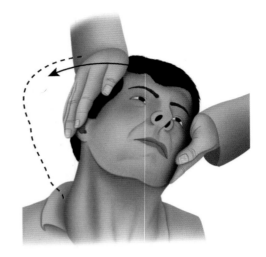

图 2.65　改良的 DeKleyn 和 Nieuwenhuyse
试验时的旋转和侧弯

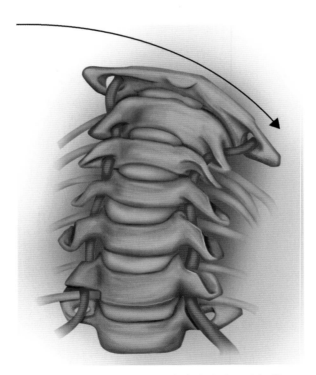

图 2.66　旋转和侧弯检查中动脉受压的机制

动脉综合征。在后伸、旋转运动中诱发眩晕症状，可以部分考虑是否存在椎基底动脉综合征。

Adson（爱德生）试验

Adson 试验用于判断锁骨下动脉受压情况（图 2.67）。检查时，患者取坐位或站立位，触摸桡动脉搏动。检查者外展、伸直或外旋患者上臂时，继续触摸脉搏。当前臂置于某一特定位置时，让患者深呼吸并屏住呼吸，向检查侧转头，如果此时脉搏减弱或消失即为试验阳性，提示锁骨下动脉受压或损伤，常见于颈肋、前斜角肌和中斜角肌紧张。

椎动脉运动试验

椎动脉运动试验用于确定是否存在动脉受压诱发的椎动脉综合征（图 2.68）。检查时，嘱患者站立，两腿分开与肩同宽，检查者站在患者前方。检查者用双手按住患者的肩部保持其身体稳定，让患者从一侧到另一侧快速转头 10s 直至诱发出症状。如果该检查诱发出了症状，应检查瞳孔是否对称，若瞳孔不对称，则可能是一侧椎动脉血流减少所致。

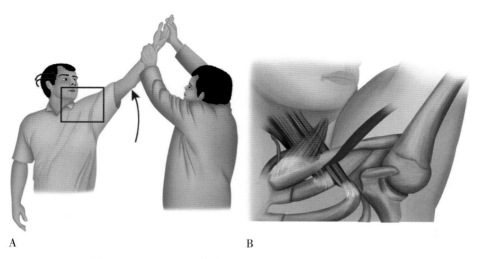

A   B

图 2.67　A. Adson 试验。B. Adson 试验时动脉受压机制

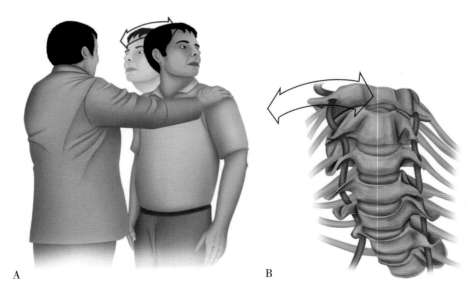

图 2.68　A.椎动脉运动试验。B.椎动脉运动试验中椎动脉受压产生症状的机制

颈肋检查

检查者触诊桡动脉，并牵拉患者的上臂（图 2.69），如果脉搏减弱或消失，则提示可能存在颈肋。一侧出现缺血表现和锁骨下动脉杂音可能预示颈肋导致的阻碍。双侧出现缺血症状则提示可能存在其他病变，例如雷诺病。

上运动神经元评估

Hoffmann（霍夫曼）征检查

Hoffmann 试验可用于确认 T1 以上上运动神经元损伤。检查时，嘱患者完全放松手部，检查者轻叩患者的中指，如果手部肌肉和拇指屈曲，即为 Hoffmann 征阳性，表示损伤起于中枢神经系统，而不是神经根或周围神经病变（图 2.70）。

交叉或反向桡骨反射

这是另外一种脊髓受刺激，脊髓存在病变、痉挛或去抑制的现象，这种

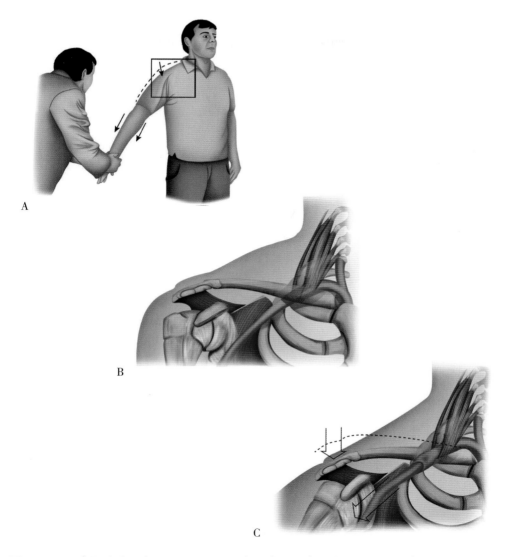

图 2.69 A.牵拉动作检查颈肋。B.颈肋的解剖部位，在此受压，桡动脉搏动减弱或消失。C.锁骨下动脉及颈动脉受压提示存在颈肋

病理反射发生于反射弧传播超过正常反应时。例如，当叩击肱二头肌肌腱时，肱二头肌反射和腕伸肌反射都被引出（交叉桡骨反射；图 2.71）。当叩击肱桡肌时，腕背伸和手指屈曲都被引出（反向桡骨反射；图 2.72）。对所有阳性发现都应该立即进行检查以确认脊髓是否受压。

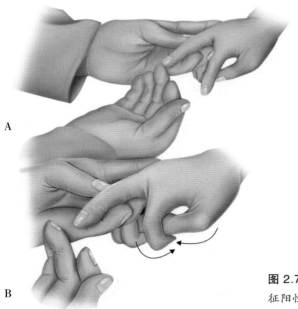

A

B

图 2.70　A. Hoffmann 试验。B. Hoffmann 征阳性表现，弹拨中指指甲时手指和拇指屈曲

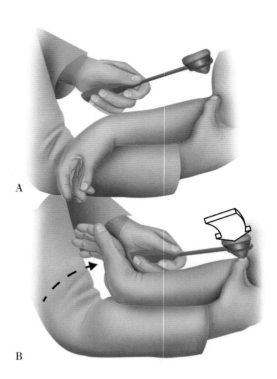

A

B

图 2.71　A. 检测肱二头肌反射。B. 引出交叉桡骨反射：在肱二头肌反射基础上出现腕背伸

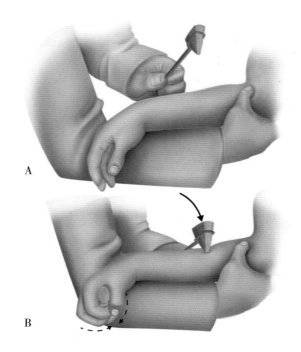

图 2.72 A. 检查肱桡肌反射。B. 引出反向桡骨反射：叩击肱桡肌时出现手指屈曲

静态或动态 Romberg（龙贝格）征检查

进行静态 Romberg 征检查时，嘱患者站立位，手掌伸开向上，前臂屈曲 90°（图 2.73）。嘱患者闭眼，如果患者失去平衡向后跌倒，或前臂缓慢平行上举，即提示本体感觉障碍、中枢功能障碍（可能定位于小脑）或脊髓病变。

进行动态 Romberg 征检查（即跟足行走）时，指导患者沿直线行走，足跟顶脚尖（图 2.74）。当患者难以完成此动作时提示本体感觉障碍，如上所述。

Babinski（巴宾斯基）征

进行 Babinski 征检查时，检查者先用一只手固定住患者的足部；然后用叩诊锤的手柄或尖锐物体轻划患者的足底，从足跟开始，沿足底外侧向上划，划至第五跖骨结节处时转向内侧划至第一趾骨结节处（图 2.75）。

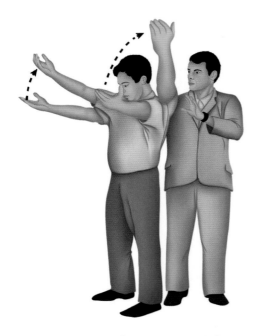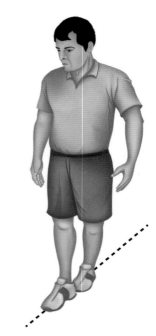

图 2.73   静态 Romberg 征检查　　　图 2.74   动态 Romberg 征检查（跟足行走）

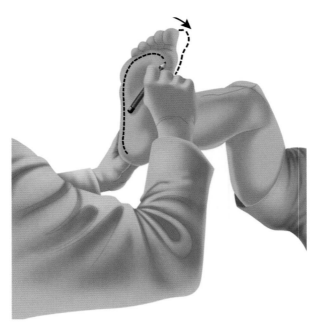

图 2.75   Babinski 征（S2，S3）。阳性反应为踇指背伸，提示上运动神经元病变。正常情况下足趾向下卷曲

检查时注意强度，需要用力划。若踇指背伸则为 Babinski 征阳性，提示上运动神经元病变。需要进一步行此检查以排除颈髓和（或）胸髓病变。

阵挛（图 2.76）

检查时，嘱患者坐位并放松，使足部处于中立位，检查者用手握住患者的足部，用力背屈踝关节。如果引出足部向下快速震动超过 1~2 次，即为阳性，一般是脊髓受激惹后的异常反应。进行此检查时，应在另一侧足部重复进行检查，并两侧对比。

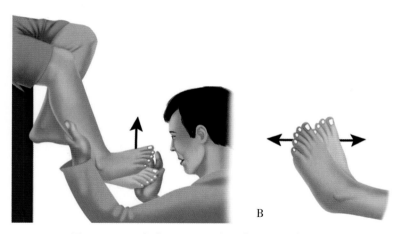

图 2.76　A.患者坐位时检查阵挛。B.阵挛阳性反应

第三章
胸椎的体格检查

胸椎的体格检查 第 3 章

　　胸椎的检查与颈椎和腰椎有所不同。除了 T1 神经根之外，胸椎的其他神经根都不支配肢体的肌肉组织，因此其定位诊断只能依靠触诊、动诊和感觉功能的检查。

视　诊

■ 概　述

　　体格检查开始于患者进入诊室的那一刻。检查者首先要注意患者的情绪是否低落；然后观察其身体是否向一侧倾斜，能否步入诊室；如果可以，进而观察其步态是否正常。和颈椎的检查相同，让患者脱光衣服后在诊室内仔细检查。注意患者是否存在某些活动受限，以及诱发出疼痛的活动范围。患者脱光衣服之后，注意寻找有无创伤、水泡、瘢痕、色素沉着、发红、挫伤、包块、隆起、毛发斑、牛奶咖啡斑、脂肪垫等。

■ 评估顺列

　　在胸椎和腰椎的视诊过程中，重要的一点是要高度关注在矢状面（侧面）和冠状面（前面）上的序列和曲度。在检查过程中，嘱患者以"正常姿势"站立。

　　观察矢状面时，检查者应站在患者左侧或右侧（图 3.1）。如果发现患者偏离"正常姿势"，呈现出躯干倾斜，或者骨盆异常地向前或向后旋转，应对其整个脊柱进行详细的检查。

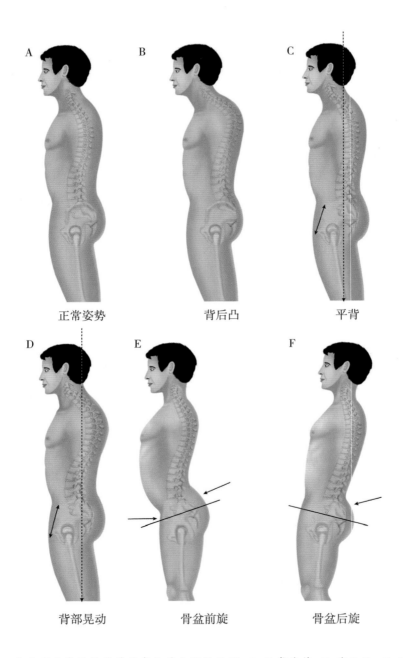

A 正常姿势　　B 背后凸　　C 平背

D 背部晃动　　E 骨盆前旋　　F 骨盆后旋

图 3.1 矢状面上常见的姿势异常和骨盆旋转示例。A.正常姿势。B.背后凸。C.平背。D.背部晃动。E.骨盆前旋。F.骨盆后旋

　　观察冠状面时，检查者应先站在患者正前方，然后绕到后边观察其背部。评估冠状面上的脊柱时，须高度关注脊柱的凹凸曲线（图 3.2）、双肩的高度和骨盆倾斜的程度。应记录发现的任何异常表现，然后进行脊柱侧弯方面的详细检查。

触　诊

　　在体格检查过程中，患者应穿着长袍，背对医生。检查者从用手背感受其胸椎部位的体表温度开始检查，并两侧对比。应注意任何出汗或疼痛的部位，并小心触诊这些部位。

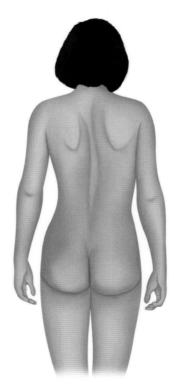

图 3.2　脊柱侧弯患者的后面观，注意其右侧肩胛骨过高和脊柱弯曲。视诊过程中应告诉患者完全伸直膝关节并将双臂垂于身体两侧

棘 突

触诊胸椎棘突时，检查者应先找到 C7 或 T1（图 3.3），它们是最突出的棘突，在患者屈颈状态下用手指沿后正中线向下滑动，可以很容易地找到；然后检查者把双手的拇指压在患者棘突上，向尾端逐个触诊，直至双手掌感觉到越过了所有的肋骨（图 3.4）。注意检查过程中是否存在序列异常、曲度异常、包块、疼痛、压痛和肿胀。

关节突关节

触诊胸椎的关节突关节时，须嘱患者充分放松。检查者还是先找到 C7 或 T1，从棘突开始向侧方移动手指，感受椎节之间的关节突关节（图 3.5、3.6A）；然后继续向尾端触诊直到胸椎末端，注意在检查过程中患者是否有压痛；最后触诊肋骨和肋椎关节，并沿着肋间束观察有无痛觉过敏或诱发的疼痛（图 3.6B）。

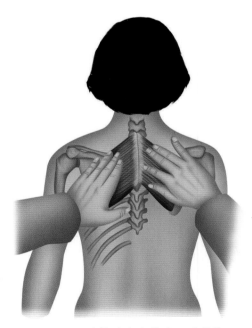

图 3.3　胸椎棘突和椎旁肌的触诊

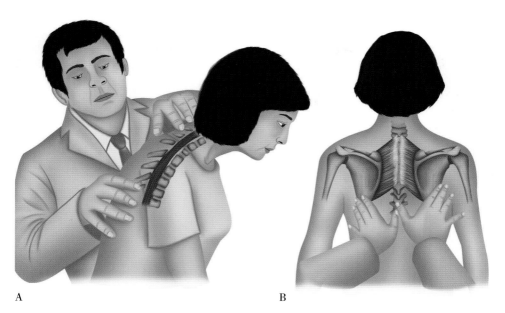

图 3.4 A.上胸椎的触诊。B.胸椎的触诊，包括关节突关节

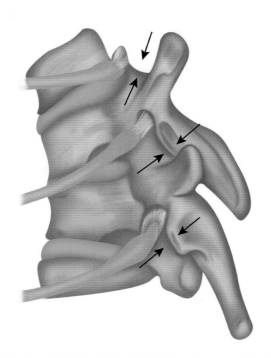

图 3.5 胸椎的关节突关节，可见胸神经根从椎弓根下方发出，以及神经与关节突关节的关系

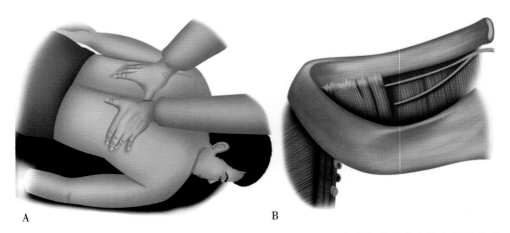

图 3.6 A.胸椎关节突关节的触诊。B.肋骨下方的神经、动脉和静脉（肋间束）的关系

叩　诊

嘱患者弯腰屈背，检查者轻轻叩击其背部。从颈椎开始，向下移动，直至骶骨（图 3.7A）。如果患者存在结核或其他类型的感染，有时可以在叩诊过程中诱发出明显的疼痛，这种体征还提示可能存在压缩性骨折，可用于随访观察此类骨折的愈合情况（图 3.7B）。

动　诊

▪ 主动运动

前　屈

检查胸椎前屈功能时，嘱患者向前弯腰并用手触碰脚尖，同时保持膝关节伸直。注意观察其动作的灵活性和流畅性，以及活动受限情况。在患者站立位（图 3.8A）和坐位（图 3.8B）分别进行此检查。

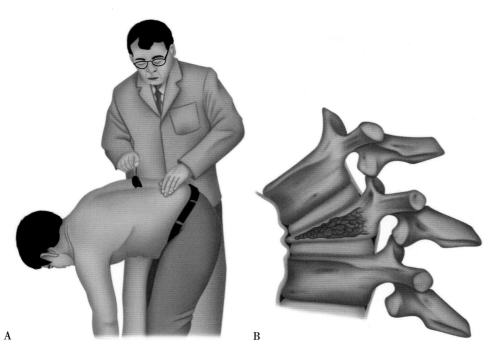

图 3.7 A. 使用叩诊锤进行胸椎的叩诊，可用于明确压痛或压缩性骨折的部位。B. 胸椎压缩性骨折示例，椎体楔形变继发急性后凸畸形

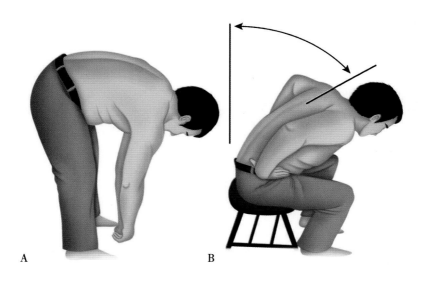

图 3.8 A. 站立位前屈。B. 坐位前屈

后 伸

检查胸椎后伸功能时，检查者先触及 T12 和 L1 的棘突，并将一只手放在 L1 棘突上（图 3.9），然后嘱患者最大程度地后伸，确诊脊柱后伸由胸椎移动至腰椎的那个点。

侧 屈

检查主动侧屈时，检查者先指导患者双臂交叉，双手分别置于对侧肩上（图 3.10）；然后让患者向左向右侧曲，双臂交叉点将会形成一个虚拟的旋转轴心，注意此过程中有无疼痛或活动受限。

躯干旋转

检查胸椎节段的躯干旋转时，让患者取坐位，指导其双臂交叉，双手分别置于对侧肩上（图 3.11），并在被检查侧的臀部下方垫一个楔形物或木块。

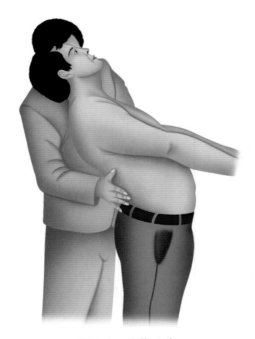

图 3.9　胸椎后伸

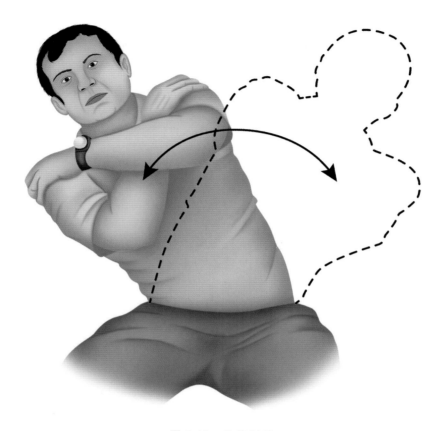

图 3.10 胸椎侧屈

垫高臀部可将腰椎锁定在向对侧弯曲而同侧旋转的状态。嘱患者尽可能向垫木所在的这一侧旋转，而颈椎不旋转。注意观察此过程中有无疼痛或活动受限。

▰ 被动运动

当主动运动未达到充分的范围时需要进行被动检查。由于被动屈曲可能导致椎间盘突出加重，所以不进行被动屈曲检查。

在检查被动运动时，注意患者的感受，活动的范围，以及诱发的疼痛；同时注意不要用力过度导致超出其所能承受的疼痛限度。

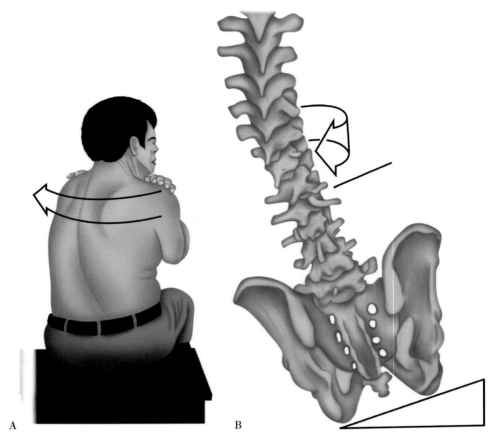

图 3.11 A.躯干旋转。进行该检查时，在患者被检查侧的臀部垫一个楔形物或木块。B.示例，被检查侧垫的木块使脊柱向同侧旋转从而锁定腰椎的旋转

被动旋转

检查被动旋转时，让患者坐在检查床上，被检查侧的臀部垫一个楔形物或木块。嘱患者双臂交叉，双手分别置于对侧肩上，双足平放于地面；调整好患者的姿势后，检查者站在患者的前方，分开其双腿，将双手置于其双侧肩上；最后向被检查的方向旋转患者（图 3.12）。

■ 对抗运动

对抗旋转

检查对抗旋转时，嘱患者取坐位，双臂交叉，双手分别置于对侧肩上，检查者站在患者前方。检查左侧旋转时检查者将右臂置于患者的右侧肩上，左手置于患者右肩的后方；然后让患者对抗阻力向左侧旋转。同法检查右侧旋转（图 3.13）。

对抗屈曲

检查对抗屈曲时，检查者站在患者的侧方。检查者将一只手置于患者的胸腰段后方，另一只手置于其胸部的胸骨柄上（图 3.14）；在检查者对抗的同时嘱患者屈曲，注意观察患者有无对抗力量的减弱或疼痛。

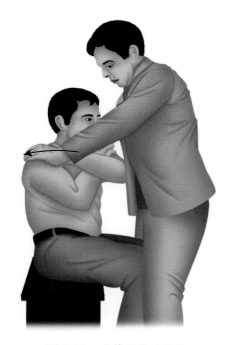

图 3.12 胸椎的被动旋转

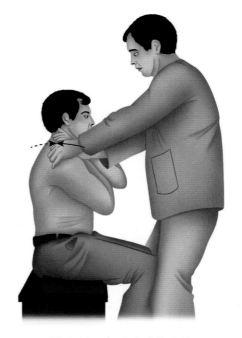

图 3.13 躯干的对抗旋转

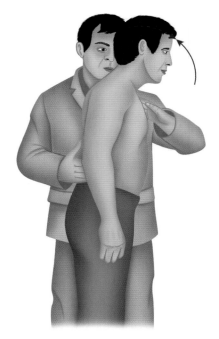

图 3.14　躯干的对抗屈曲

对抗侧弯

　　检查对抗侧弯时，检查者与患者肩并肩坐下。检查者将一只胳膊绕过患者的后背到对侧肩部，另一只手放在患者的同侧肩上（图 3.15）；检查者紧靠患者坐好，使自己的骨盆侧面顶住患者的骨盆侧面以固定其位置；然后嘱患者向远离检查者的方向用力侧弯，同时检查者用力对抗这个运动。注意观察有无对抗力量的减弱或疼痛。

神经功能检查

■ 运动功能

　　除了 T1 神经根之外，胸神经根支配肋间肌、腹肌和椎旁肌。我们不可能通过测试这些肌肉来定位神经根节段水平，因此胸神经根损伤的定位诊断

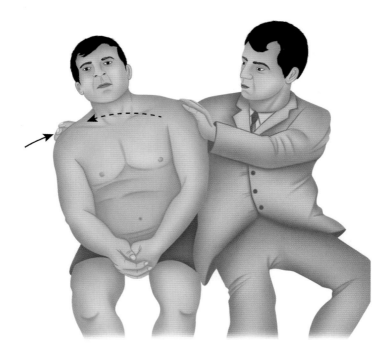

图 3.15　对抗侧弯

最好通过评估感觉功能来完成（图 3.16、3.17）。

感觉功能

胸部的感觉支配存在明显的重叠现象，任一部位的皮肤都由 3 条不同的神经根支配。

胸部有 3 个主要的感觉节段定位标志，乳头连线对应 T5 神经根，肚脐对应 T10 水平，腹股沟区对应下胸椎和上腰椎（图 3.18）。

反　射

腹壁反射与 Beevor（比弗）征

腹部以经过肚脐的水平线和垂直线分为 4 个象限，肚脐以上的腹肌由 T7~T10 神经根支配，肚脐以下的腹肌由 T10~L1 神经根支配。

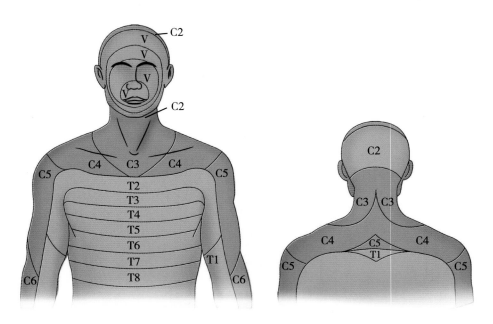

图 3.16　A. 胸部前方的皮节分布。B. 后上部的皮节分布（C2~T1）

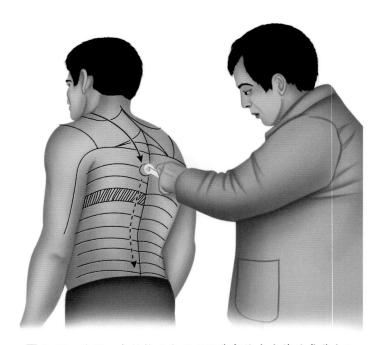

图 3.17　使用一个针轮从上至下沿背部检查皮节的感觉支配

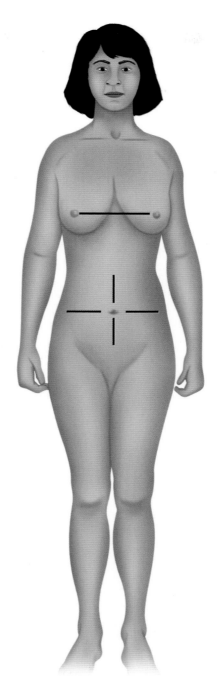

图 3.18　胸椎感觉节段的定位标志：乳头连线对应 T5 神经根，肚脐对应 T10 水平，腹股沟区对应下胸椎和上腰椎

　　检查腹壁反射时，让患者将腰部以上的衣物脱光后仰卧于检查床上，全身放松。检查者分别轻划腹部的每个象限。正常情况下，肚脐会向被划的象限移动。肚脐的移动减弱提示可能存在上运动神经元损伤；而不对称的反射消失可能提示下运动神经元损伤（图3.19）。

　　然后让患者转变为坐位。如果在坐起过程中肚脐向上移动，则提示损伤在T10或以下水平；如果肚脐向下移动，提示损伤可能位于T10或以上水平（图3.20）。此时不对称的活动就是Beevor征（即Beevor试验）。

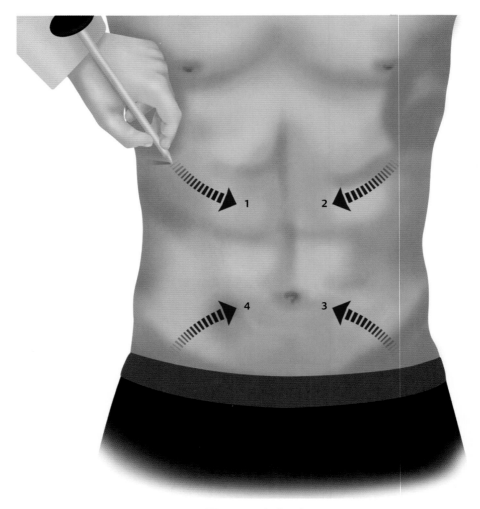

图3.19　腹壁反射

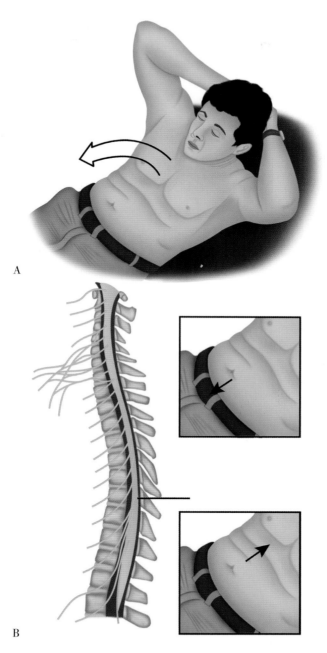

图 3.20　A. 肚脐以上的腹肌由 T7~T10 支配，肚脐以下的腹肌由 T10~L1 支配。如果患者在坐起时肚脐向上移动，则提示损伤在 T10 或以下水平；如果肚脐向下移动，则提示损伤在 T10 或以上水平。B. Beevor 试验的神经学基础：坐起过程中肚脐的运动方向可以提示损伤的节段

肋骨扩张试验

进行肋骨扩张试验时，检查者站在患者的正对面，将双手张开置于患者的胸部或胸廓上，在患者吸气时感受其对称且明显的胸廓扩张（图 3.21）。未扩张或扩张微弱可能提示强直性脊柱炎或影响膈肌的运动神经损伤（C3，C4，C5 或以上）。

椎管闭合不全

胚胎的脊索组织发育成脊柱的过程中，脊髓、神经根或脊柱都可能发生一些异常情况，例如椎管闭合不全、脊柱裂、脊髓纵裂（分裂的脊髓）或脊髓栓系综合征。覆盖脊柱和脊髓上方的皮肤出现毛发斑和窦道则提示存在这些异常情况，需要特别关注（图 3.22）。

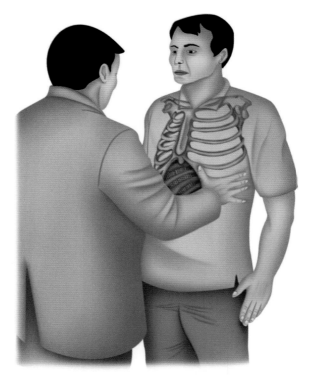

图 3.21 肋骨扩张试验。无扩张或扩张微弱可能提示强直性脊柱炎或影响膈肌的运动神经损伤（C3~C4，C4~C5 或更高节段）

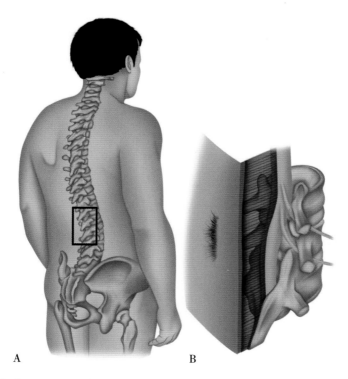

图 3.22　A. 椎管闭合不全的常见部位。B. 毛发斑可以提示椎管闭合不全,也可伴发脊柱裂、脊髓纵裂或脊髓栓系综合征。应该检查患者的皮肤有无毛发斑或窦道

畸形评估

◾️ 体格评估

　　胸椎在自然状态下会有一定程度的前屈,称为后凸。过度前屈的胸椎导致的畸形称为过度后凸,这种畸形可以显著影响患者的身体功能和生活质量。评估脊柱后凸的程度时应该从侧面观察脊柱(图 3.1)。上背部和肩部的过高圆弧度是脊柱后凸角超过正常值的一个有力指标。进一步评估胸椎后凸时,需让患者弯腰直至胸部与地面平行(图 3.23)。当患者处于正确的位置时,观察胸椎的弧度。在临床上可使用放射片和角度计等工具来测量脊柱后凸的

角度。需要注意的是，不同患者的临床表现和放射学表现可能存在差异。可以让患者俯卧在检查台上以评估胸椎后凸的柔韧性，这将有助于确定后凸矫正的干预措施（图3.24）。

在冠状面，脊柱应该有一个笔直且垂直的力线。胸椎侧弯异常是由胸椎椎体倾斜引起的。应在C7棘突上放置一根重力绳创建一条铅垂线评估脊柱侧弯（图3.25A），这条线应该穿过臀沟的中心。向右或向左的偏差以厘米为单位测量，并记录为在任何方向的冠状位失代偿。Adam前屈试验用于确定是否存在胸段或腰段隆起，阳性表现提示存在脊柱旋转（图3.26）。应用脊柱侧凸测量计测量隆起的角度（图3.27），并给出角度读数，或者直接测量隆起的高度，以厘米为单位记录（图3.28）。测量比较患者的肩高（右与左；图3.25B）和检查骨盆的方向可以进一步了解畸形的性质和确定治疗策略（必要时）。可使用三点侧屈试验评估侧凸畸形的柔韧性（图3.29）。通过减重的方法可以进一步评估畸形的柔韧性（图3.30）。

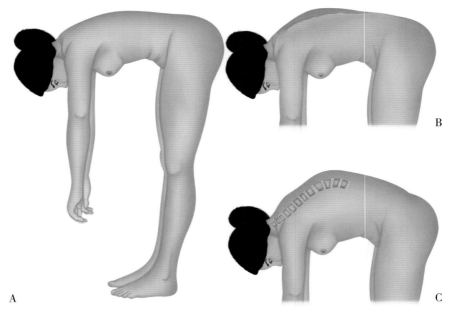

图3.23　A.指导患者身体向前弯曲以评估胸椎后凸畸形，粗略估计矢状位曲率和后凸角度。B.胸椎后凸的评估。C.胸椎后凸畸形，顶椎位于T8

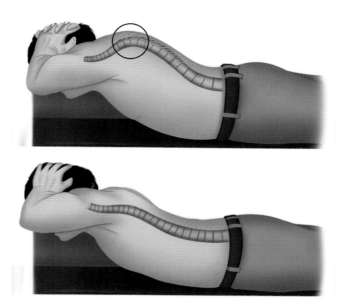

图 3.24　让患者背伸以评估胸椎后凸的柔韧性，这有助于区分姿势性后凸和固定结构性后凸

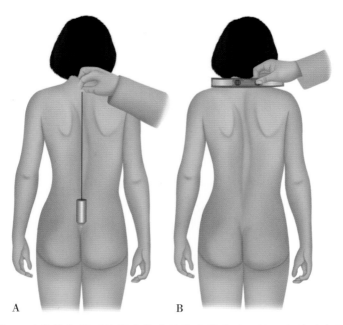

图 3.25　A. 从 C7（隆椎）落下的铅垂线应该落在臀沟处，提示完美的脊柱平衡。从 C7 椎体的垂直线向右或向左的厘米数被用来检测冠状位失衡。B. 双肩高度评估。评估的水平仪应该横跨双肩放在双侧肩胛骨顶端。注意这例患者是右肩抬高

在胸椎畸形评估中，有一点应切记，此处对线不良的原因可能是颈椎或腰椎畸形的代偿所致，或者其他部位畸形所导致。应当拍摄脊柱全长前后位（AP）和侧位X线片，或者全身双平面X线片，进一步评价畸形的程度和性质，评估脊柱的整体序列，并制订有效的手术方案（必要时）。

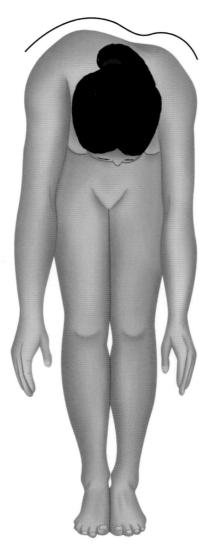

图 3.26 Adam 前屈试验。从上方或下方观察患者的背部，并将抬高侧（凸侧）与较低侧进行比较，可以明确地估计出脊柱隆起高度，通常记录为增高几厘米

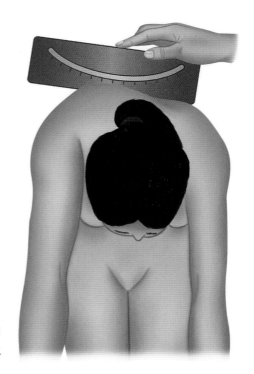

图 3.27 使用脊柱侧凸测量计测量隆起的角度，记录并比较抬高侧和非抬高侧之间的角度

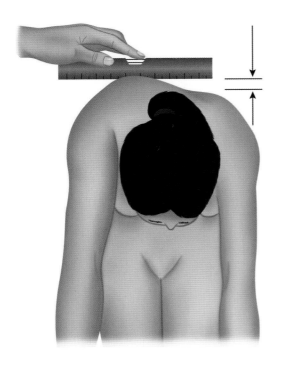

图 3.28 应用水平仪估算肋骨隆起高度的厘米数

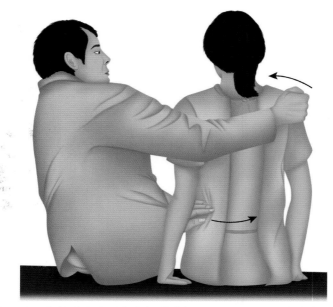

图 3.29　用三点侧屈试验测量脊柱的柔韧性，用于评估侧弯角度的可矫正性

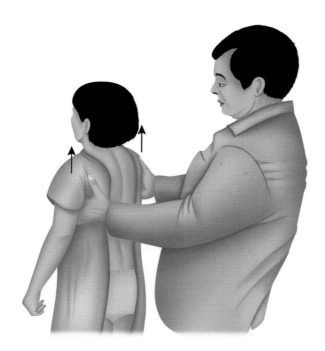

图 3.30　测量角度的可矫正性。检查者从腋窝下将患者抬起，使脊柱不负重，这等同于牵引，并观察使用这种牵引方法获得的矫正程度

■ 病 史

在进行畸形评估时，从患者处获得详细的病史非常有必要，包括与骨骼成熟度和生长有关的具体细节（特别是青少年特发性脊柱侧凸）。畸形进展的风险与骨骼生长速度直接相关。女性月经初潮之前 6 个月和之后 6 个月是骨骼生长的最高峰。而男性很难准确地判断出骨骼生长的高峰期，生长速度是通过对阴毛的发育和生长的测定来间接判断的。对患者病史的详细了解将有助于确定导致畸形的潜在原因，这对于制订和实施有效的治疗计划起着至关重要的作用。

第四章
腰骶椎的体格
检查

4

腰骶椎的体格检查 第4章

颈部的神经根支配上肢的肌肉，腰骶段的神经根支配下肢的肌肉。通过对下肢的感觉和运动功能进行检查，能够定位脊髓或神经根的损伤。

视　诊

当患者进入诊室时，应观察其表情是否痛苦，身体是否偏向一侧，如果能行走，步态是否正常，以及骨盆是否倾斜。双侧髂前上棘和髂后上棘的连线应该分别与地面平行。与颈椎、胸椎的查体相同，应要求患者在房间中充分暴露身体以便于检查，在这个过程应注意患者是否存在活动受限和疼痛的程度。当患者脱光衣物后，仔细检查身体表面是否有创伤、水疱、瘢痕、变色、发红、挫伤、肿块、脂肪垫等。皮肤局部毛发斑和咖啡色素沉着提示可能存在脊柱裂和神经纤维瘤病。让患者以正常姿势站立，从侧面观察脊柱，并检查腰椎正常前凸曲度。如果可能，指导患者弯曲脊柱，观察有无脊柱侧凸。如果存在脊柱侧凸，应让患者坐位重新检查腰椎，观察侧凸是否依然存在 。

触　诊

腰椎、骶椎和尾椎后方

触诊腰椎、骶椎和尾椎后方时，让患者站立，检查者坐在其后面的椅子上。检查者将拇指放于患者的髂棘水平后正中线上，相当于 L4~L5 椎间隙

（图 4.1）。 从此处分别向上或向下触诊腰椎和骶椎的棘突。如果未触及棘突则提示可能存在脊柱裂。

通过直肠指诊可以触及尾骨，还可以检查肛门括约肌的情况（图 4.2），以及骶神经根是否有损伤（图 4.2B）。检查时患者取侧卧位（图 4.2A），这样可以减轻不适感。这项检查通常放在查体的最后进行。

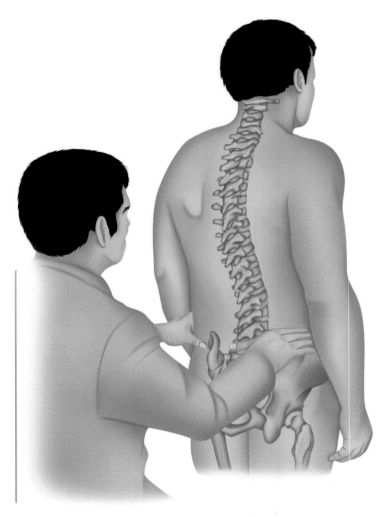

图 4.1　腰椎触诊

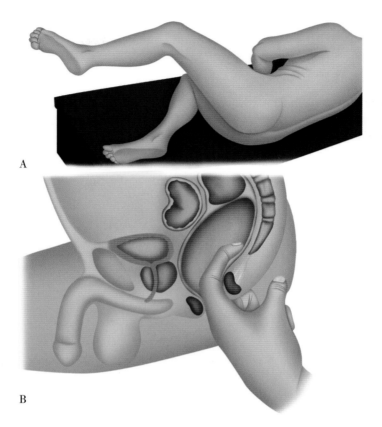

图 4.2　A.尾骨触诊时患者通常取侧卧位。B.通过直肠指诊可以触及尾骨，还可以检查肛门括约肌的情况和骶神经根是否有损伤

☞ 椎旁肌

指导患者站立位并后伸颈部，同时触摸后正中线两侧的椎旁肌（图 4.3）。检查者采用深压和揉捏的方法检查有无压痛、痉挛、肌肉缺损和不对称。

☞ 腰椎、骶椎和尾椎前方

触诊腰椎前方时，让患者仰卧于检查床上，屈膝使腹部肌肉完全放松（图 4.4）。

在脐下方可以触诊 L4、L5 和 S1 的椎体和椎间盘。触诊时，让患者充分放松，检查者的手用力压入患者腹部并感受椎体。L5~S1 节段椎体前缘是最突出的骨骼标志。腰椎极度后伸时也更容易触诊。但是对于肥胖患者此检查可能非常困难甚至无法进行。

运动功能

主动运动

腰椎前屈

检查腰椎前屈时，让患者在保持伸膝的状态下弯腰并用手触及足趾（图4.5）。注意动作的连贯性和活动受限的部位。

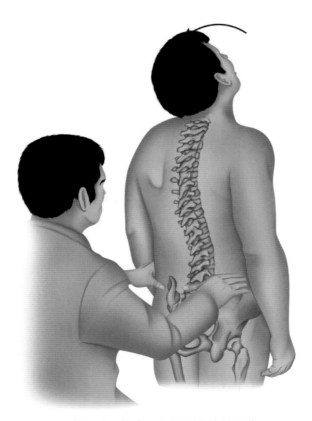

图 4.3　椎旁肌和髂后上棘的触诊

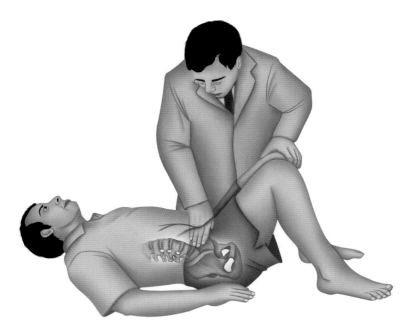

图 4.4 患者仰卧在检查台上，屈膝，腹部肌肉完全放松时进行腰椎前方的触诊

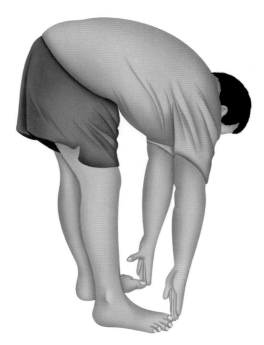

图 4.5 *腰椎前屈*

腰椎后伸

检查腰椎后伸时，检查者将手放在患者髂后上棘上方的下腰部。嘱患者向后弯曲充分伸展脊柱（图 4.6）。注意腰椎后伸的连贯性和范围。

腰椎侧屈

检查主动侧屈时，患者双臂交叉，双手分别放在对侧肩上。嘱患者先向左侧侧屈，再向右侧侧屈（图 4.7），双臂的交叉点形成假想的旋转轴。检查者将手放在患者的髂嵴上以固定其骨盆。注意检查过程中患者是否出现疼痛和活动受限。

躯干主动旋转

检查腰部躯干旋转时，患者站立，双臂交叉，双手分别放在对侧肩上。嘱患者保持下颌垂直于肩部以确保颈椎不发生旋转。

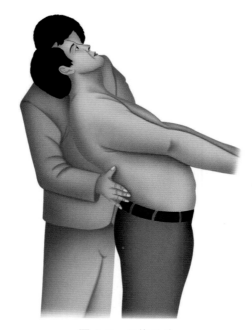

图 4.6　腰椎后伸

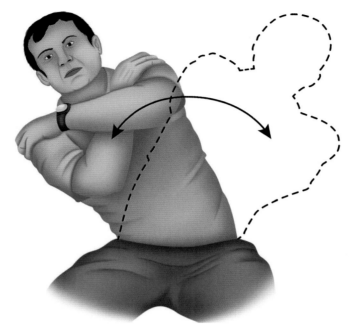

图 4.7　*腰椎侧屈*

检查者将一只手放在患者将要旋转远离的一侧髂嵴上，另一只手放在其对侧肩膀上。嘱患者分别向左向右旋转（图 4.8）。

■ 被动运动

如果检查主动运动时未达到足够的活动范围，就需要进行被动运动检查。对于已经存在椎间盘突出的患者，由于检查可能加重突出，因此不建议进行被动运动检查。在检查被动运动时，需注意检查结束时患者的感觉、运动范围和有无诱发疼痛。

被动旋转

进行被动旋转检查时，患者双臂交叉站立，双手分别放在对侧肩上。检查者站在患者身后，将一只手放在患者的髂嵴上，另一只手放在患者对侧的肩膀上；然后沿检查方向旋转患者（图 4.9）。

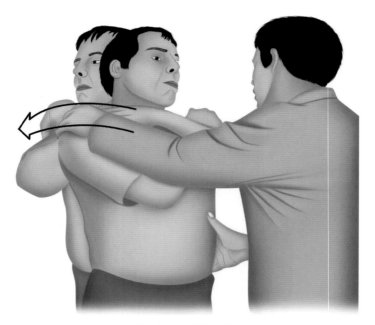

图 4.8　躯干旋转

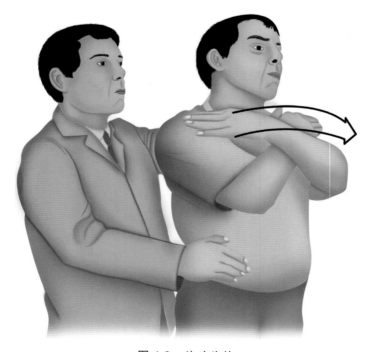

图 4.9　被动旋转

◼ 对抗运动

对抗旋转

进行对抗旋转检查时，患者取坐位，双臂交叉，双手分别放在对侧肩上（图 4.10）。当检查患者的左侧旋转时，检查者面向患者站立，左手放在患者的左臂上，右手放在患者的左肩背侧，然后让患者向左侧旋转并对抗阻力。

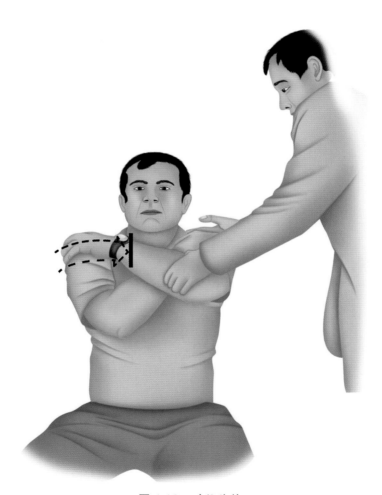

图 4.10   对抗旋转

对抗屈曲

进行对抗屈曲检查时，检查者站在患者侧方，一只手放在患者的背部髂后上棘处，另一只手放在胸骨上方（图4.11）。指导患者在对抗阻力下屈曲。注意有无力量减弱或出现疼痛。

对抗侧屈

进行对抗侧屈检查时，患者坐立位，检查者坐在患者侧方。检查者将一只手臂绕过患者的背部放在对侧肩部后方，另一只手放在患者的肩上（图4.12）；检查者坐在靠近患者的位置，将其骨盆的外侧紧挨患者的骨盆并将其固定；指导患者侧向弯曲，并做对抗运动，注意有无力量减弱或出现疼痛。

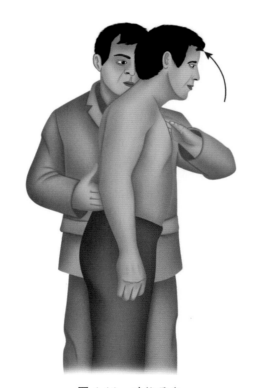

图 4.11　对抗屈曲

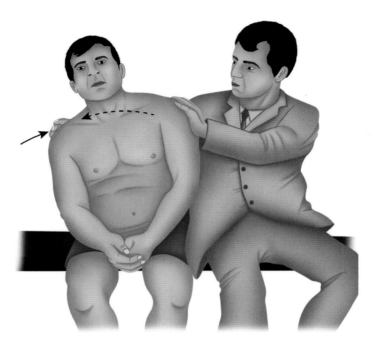

图 4.12 对抗侧屈

专科试验

◼ 直腿抬高试验

进行直腿抬高试验时，指导患者仰卧在检查台上。检查者的一只手抓住患者踝部上方的小腿，另一只手放在患者膝关节上方的大腿上。保持膝关节伸直并抬高腿部（图 4.13）。当腰部和腿部感到疼痛时停止屈髋。应注意区分根性疼痛（疼痛呈皮肤节段分布）和腘绳肌紧张引起的疼痛。直腿抬高试验阳性不仅表现出腰部疼痛，而且会出现下肢放射痛。

◼ 直腿抬高加强试验（Bragard 试验）

直腿抬高加强试验是在直腿抬高试验的基础上进行的。当髋关节屈曲至腿部出现疼痛时，停止屈曲并稍微降低腿部直至疼痛消失。将下肢保持在这个位置，检查者用放在患者大腿上的手抓住足部并使足背屈（图 4.14）。如果再次出现下肢放射痛，则提示存在硬膜刺激。

◼ Neri 试验

Neri 试验也是在直腿抬高试验的基础上进行的。当髋关节屈曲致腿部出现疼痛时，停止屈曲并稍微降低腿部直至疼痛消失（图 4.14）。让患者屈曲颈部使下颌贴近胸部。如果再次引起下肢放射痛，则提示存在硬膜刺激。

◼ Bragard 和 Neri 联合试验

Bragard 和 Neri 联合试验可以与直腿抬高试验一起进行，以进一步牵拉硬膜囊。检查者抬高患者伸直的下肢，当足部背屈时，嘱患者同时屈曲颈部（图 4.14），使硬膜最大限度地得到牵拉，出现下肢放射痛提示硬膜刺激。

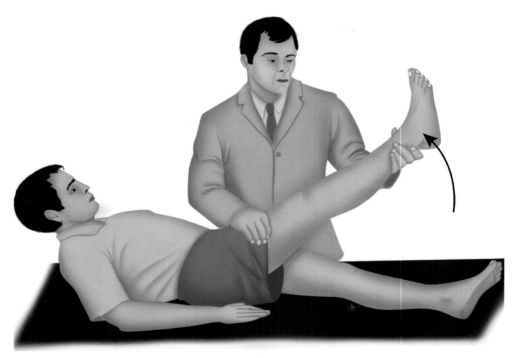

图 4.13　直腿抬高试验。让患者仰卧在检查台上，当感到疼痛时停止检查。诱发患者下肢放射痛为直腿抬高试验阳性

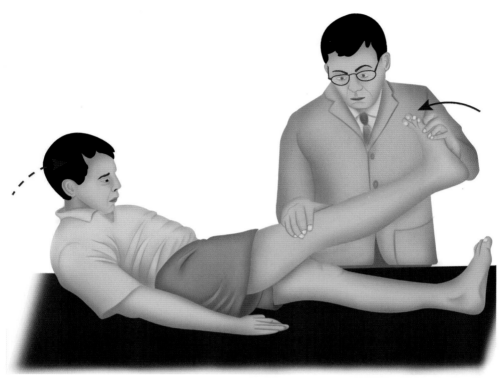

图 4.14　Bragard 试验，当患者出现疼痛后稍微降低下肢，并使足部背屈。Neri 试验与之类似，出现疼痛后稍微降低下肢，并嘱患者屈曲颈部，使下颌贴近胸部，如果出现下肢放射痛提示存在硬膜刺激

腰椎的神经功能检查(L1~L3)

肌肉检查

　　L1、L2 和 L3 节段由于缺乏特异性的支配肌肉，所以需要通过肌肉群整体检查。通常检查的肌肉群为髂腰肌、股四头肌和髋部内收肌（图 4.15）。

髋关节屈曲

　　行髋关节屈曲检查时，让患者坐在检查床边缘。检查者站在患者身侧，将一只手放在患者的膝关节上方的大腿上（图 4.16），另一只手放在患者的肩上，嘱其抬膝对抗检查者的手部力量。该检查须进行双侧对比，双侧力量不对称或任何其他异常都应记录下来。

- 肌肉
  - 髂腰肌
- 神经支配
  - 神经根（T12，L1，L2，L3）

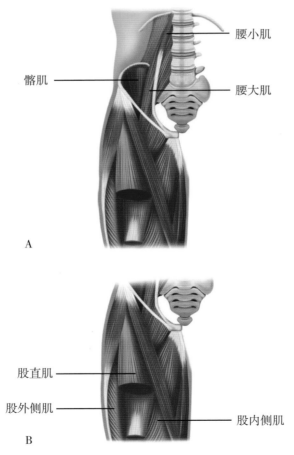

图 4.15 A. 髂腰肌受 T12、L1~L3 神经根的支配。B. 股四头肌受股神经（L2~L4）支配

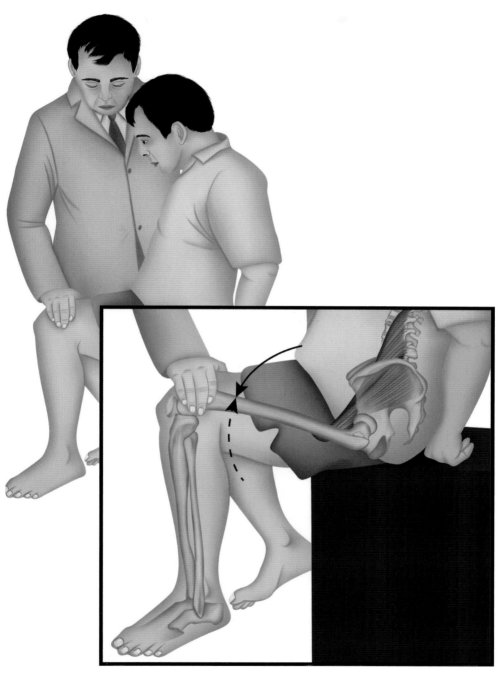

图 4.16 髋关节屈曲力量检查，膝关节屈曲，抬高大腿对抗阻力（髂腰肌）

伸膝检查

进行伸膝检查时，嘱患者坐在检查床上，双膝屈曲90°，脚垂向地面。检查者的一只手放在患者的大腿上，另一只手抓住患者小腿远端，嘱其完全伸直小腿。当小腿完全伸直时用力屈曲小腿。比较双侧力量大小（图4.17）。

- 肌肉
  - 股四头肌
- 神经支配
  - 股神经（L2，L3，L4）

髋关节内收检查

做髋关节内收检查时，嘱患者仰卧于检查床上并内收双腿。检查者将双手放在两膝关节内侧，嘱患者内收双腿（图4.18）。

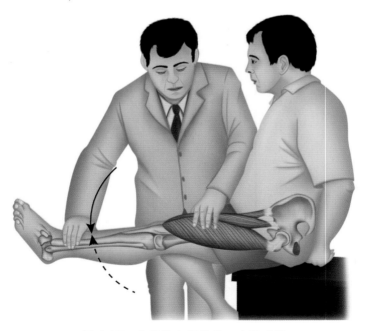

图4.17 伸膝检查评估股四头肌功能

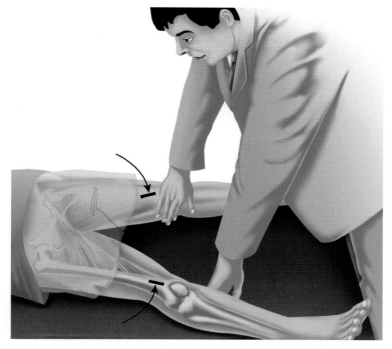

图 4.18　髋关节内收检查（L2，L3，L4）

* 肌肉
  - 短收肌，长收肌，大收肌
* 神经支配
  - 闭孔神经（L2，L3，L4）

■ 反 射

提睾反射（T12，L1）

提睾反射是受男性大脑皮层支配的上运动神经元反射。双侧反射消失提示 T12 以上的上运动神经元损伤。单侧提睾反射消失提示下运动神经元损伤，其中 L1 和 L2 损伤最为常见。进行提睾反射检查时，嘱患者脱去下身衣物。用相对尖锐的物体（如叩诊锤的手柄）沿大腿内侧轻轻划动（图 4.19）。被检测的阴囊会随着提睾肌的收缩而上提。

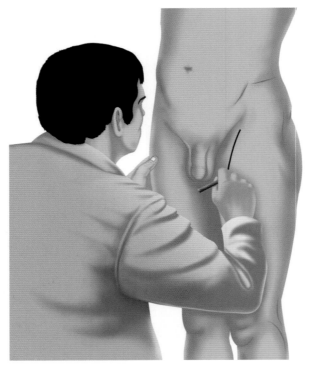

图 4.19　T12、L1 支配的提睾反射。单侧提睾反射消失提示下运动神经元损伤，损伤节段通常位于 L1 和 L2 之间

◾ 感觉功能

L1 的感觉功能

腹股沟（图 4.20）。

L2 的感觉功能

腹股沟外侧和大腿前侧。

L3 的感觉功能

大腿内侧至踝部。

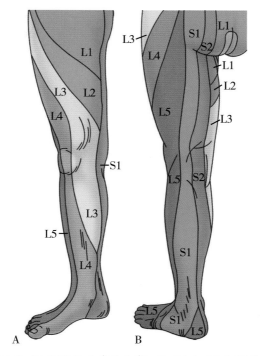

图 4.20　A. L1 和 S1 之间的皮神经分布。B. L1 和 S2 之间的皮神经分布

腰椎的神经功能检查（L4）

▣ 运动功能

膝关节伸直

见上述 L1~L3。

足背屈

检查足背屈时，让患者坐在检查床边缘。检查者用一只手握住患者踝部上方的小腿远端，并嘱其背屈和内翻踝关节，另一只手用力使患者的足跖屈和外翻（图 4.21）。对比双侧胫前肌。让患者用脚后跟行走也是检查 L4 运动功能的一个有效的方法。

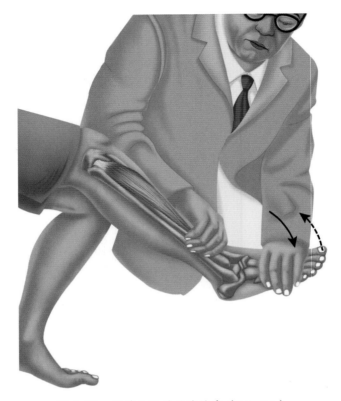

图 4.21　胫前肌运动功能检查（L4，L5）

- 肌肉
  - 胫前肌
- 神经支配
  - L4，L5

◾反　射

膝腱反射（L4）

检查膝腱反射时，让患者坐在检查床上，双腿自然悬垂，充分放松股四头肌。检查者用叩诊锤轻轻敲击髌骨下方的髌腱（图 4.22），可引起股四头肌收缩，膝关节抽动。应对比双侧的膝腱反射。

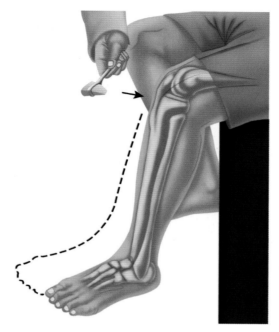

图 4.22　*膝腱反射（*L4*）*

■ 感觉功能

L4 的感觉功能

大腿前外侧到小腿及踇趾的内侧（图 4.23）。

腰椎的神经功能检查（L5）

■ 运动功能

踇趾伸展

检查踇趾的伸展功能时，让患者坐在检查床边并伸腿。检查者用一只手握住患者踝部近端的小腿，另一只手的示指或拇指放在患者踇趾的指间关节上，嘱其伸展踇趾时施加阻力（图 4.24）。

- 肌肉
  - **姆长伸肌**
- 神经支配
  - 腓深神经（L4，L5）

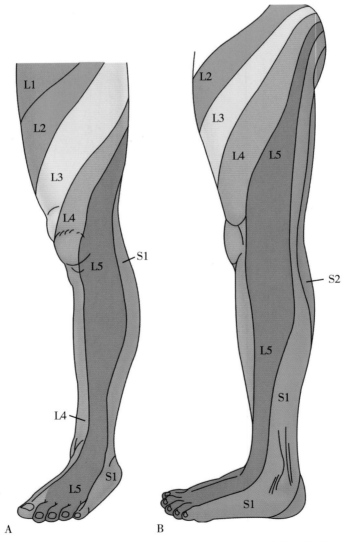

图 4.23 A.下肢的皮神经分布（L1~S1）。B.下肢的皮神经分布（L1~S2）

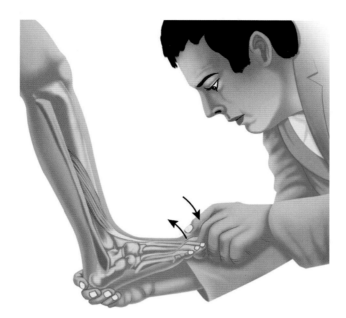

图 4.24　蹬长伸肌运动试验（L5）

髋关节外展

检查髋关节外展功能时，嘱患者侧卧位。检查者用一只手固定患者的臀部，另一只手放在其膝盖上，指导患者抬腿外展髋关节时检查者施加阻力（图 4.25）。

- 肌　肉
  - 臀中肌
- 神经支配
  - 臀上神经（L5）

■ 反　射

胫骨后肌反射

为诱发胫骨后肌反射，检查者握住患者的足部并保持轻度的外翻和背屈。使用叩诊锤敲击胫骨后肌于舟骨粗隆止点近端的肌腱（图 4.26），诱发的反射可导致足跖屈内翻。

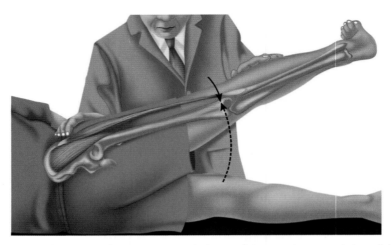

图4.25 检查患者的髋关节外展功能时，嘱其伸腿抬高抵抗阻力。此运动由L5（臀上神经）支配的臀中肌完成

◼️ 感觉功能

L5 的感觉功能

大腿和小腿后侧，踇趾、第二足趾和第三足趾的外侧，第四足趾的内侧（图 4.23）。

骶椎的神经功能检查（S1）

◼️ 运动功能

跖 屈

检查跖屈功能时，患者取坐位，检查者固定患者的跟骨和足部内侧，嘱其外翻并跖屈足底，使第五跖骨做抵抗运动（图 4.27）。让患者用脚尖行走也可以有效检查 S1 的运动功能。

- 肌肉
  – 腓骨长肌和腓骨短肌，腓肠肌 – 比目鱼肌复合体

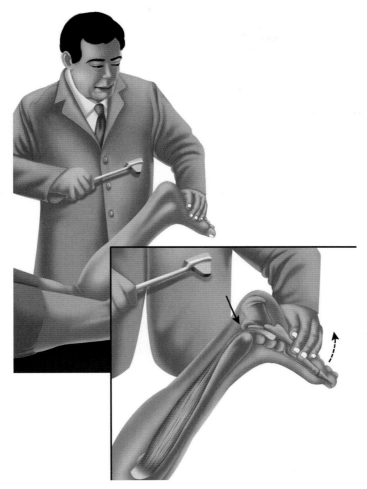

图 4.26 胫骨后肌反射（L5）

- 神经支配
  - 腓浅神经（S1）

髋关节伸展

　　检查髋关节伸展功能时，嘱患者俯卧于检查床上，屈曲被检查的膝关节。检查者的一只手固定患者的髂嵴，另一只手放在患者的大腿后部，让患者将大腿抬离检查床做对抗运动（图 4.28）。应双侧对比检查。

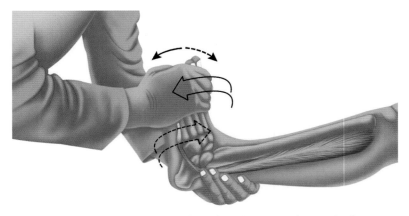

图 4.27 检查足踇屈强度（S1）。让患者踮脚行走也可以有效检查腓肠肌－比目鱼肌复合体

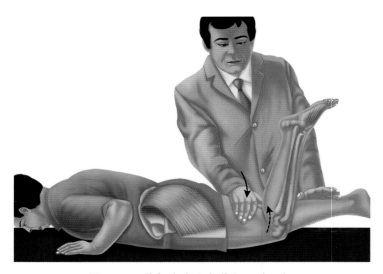

图 4.28 臀部伸展检查臀大肌（S1）

- 肌肉
  - 臀大肌
- 神经支配
  - 臀下神经（S1）

反　射

跟腱反射

为诱发跟腱反射，让患者坐在检查床边缘，腿弯曲、悬垂并放松，足部轻微背屈，检查者找到跟腱，用叩诊锤轻轻敲击跟腱（图 4.29），可引起足跖屈。

感觉功能

大腿和小腿的后侧，足外侧，第四足趾的大部分侧面和第五足趾（图 4.23）。

骶椎的神经功能检查（S2~S4）

运动功能

S2、S3 和 S4 神经支配的肌肉为足部内在肌肉和肛门括约肌。检查时要注意检查每个足趾并留意是否存在足趾畸形。此外，膀胱也受这些神经支配，因此询问病史时，应包括膀胱功能。

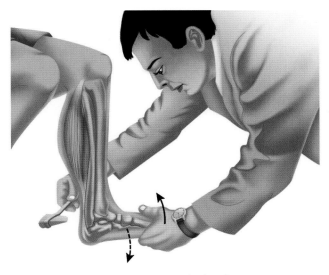

图 4.29　跟腱反射（S1）

肛门外括约肌（S4，S5）

检查肛门外括约肌时，让患者脱去下身衣物。嘱患者侧卧且呈屈髋屈膝位，身体放松，检查者戴手套并润滑后将手指插入直肠内。嘱患者收缩肛门括约肌，感受括约肌张力的变化（图 4.30）。

▇ 反　射

Babinski（巴宾斯基）征（S2，S3）

检查 Babinski 征时，检查者用一只手握住患者的足部，另一只手使用叩诊锤的手柄或尖锐物体划患者的足底。从足跟开始，用叩诊锤的手柄沿足底部外侧划动。

当到达第五跖骨基底粗隆时，叩诊锤转向内侧，朝𧿹趾基底粗隆的方向划动（图 4.31）。为诱发反射，有时需要一个较强的刺激。如果𧿹趾伸展，则检查结果为阳性。Babinski 征阳性提示存在上运动神经元损伤。这是所有脊柱检查中排除是否存在颈段和（或）胸段脊髓疾病的试验。

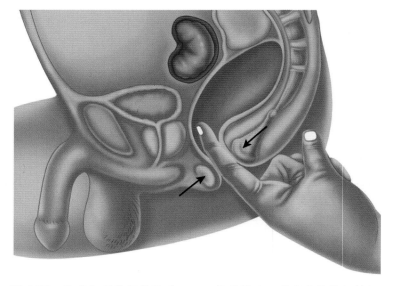

图 4.30　检查肛门外括约肌（S4，S5）的张力。嘱患者收缩括约肌

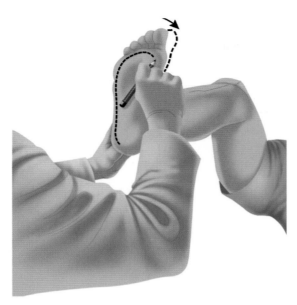

图 4.31　Babinski 征（S2，S3）。如果患者的跗趾伸展，则检查结果为阳性，提示存在上运动神经元损伤。正常情况下进行此项检查时跗趾向下弯曲

Oppenheim（奥本海姆）征

进行 Oppenheim 征检查时，检查者用示指和拇指或者尖锐的物体沿胫骨前方向下挤压滑动（图 4.32）。如果跗趾伸展，则为 Oppenheim 征阳性，提示存在上运动神经元损伤。

球海绵体反射（S2，S3，S4）

诱发球海绵体反射时，让患者脱去下身衣物。嘱患者侧卧且呈屈髋屈膝位，身体放松；检查者的一只手戴手套并润滑后将手指插入直肠内，另一手挤压阴茎或阴蒂（图 4.33）；插入直肠的手指应感觉到肛门括约肌的收缩。

肛门反射（S3，S4，S5）

检查肛门反射时，嘱患者仰卧于检查床上，髋部屈曲使大腿与躯干呈

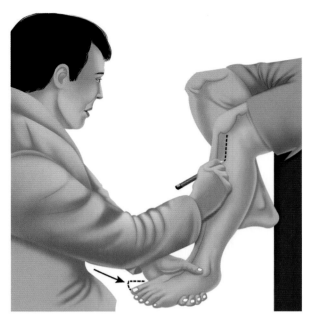

图 4.32　Oppenheim 征检查，与 Babinski 征检查类似，是用尖锐的物体沿胫骨前方向下滑动而诱发

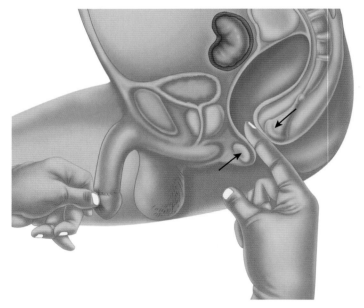

图 4.33　手指插入直肠检查球海绵体反射（S2，S3，S4）。当挤压阴茎或阴蒂时，肛门括约肌收缩则证明反射完整。如果此反射缺失，则提示可能存在创伤后脊髓休克

90° 角。用针刺激肛周 S3、S4 和 S5 的皮肤感觉支配区，并观察肛门括约肌的收缩（图 4.34）。

■ 感觉功能

S2 的感觉支配区

大腿及小腿的后侧，包括足跟底部。

S3 的感觉支配区

大腿内侧。

S4 的感觉支配区

会阴部。

S5 的感觉支配区

肛周区域。

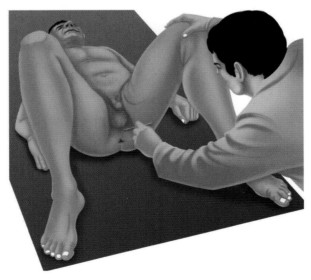

图 4.34　肛门反射（S3，S4，S5）。刺激肛周 S3、S4 和 S5 的皮肤感觉支配区，引起肛门括约肌收缩（肛门收缩）

索 引